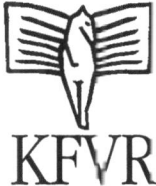

KFVR

Jörg Wenngatz

Tribals, Flashs
und
Ornamente

Von der Idee zum Motiv

Vorlagen und Muster für
Tattoos und Bodypainting

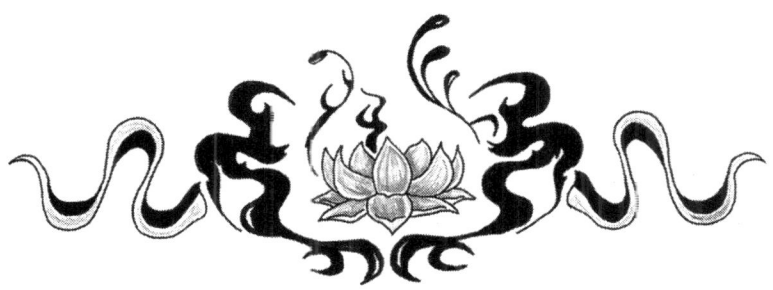

KFVR

Wenngatz, Jörg:
Tribals, Flashs und Ornamente: Von der Idee zum Motiv.
Muster und Vorlagen für Tattoos und Bodypainting. Mit 122 Abbildungen
Gladbeck: KFVR - Kulturförderverein Ruhrgebiet e.V., 2001

Einbandgestaltung, Satz und Projektmanagement: buchgestaltung.de

Logo KFVR: Frank Lucas
Herstellung: Books on Demand GmbH (Norderstedt)

ISBN 3-8311-2441-8

Inhalt

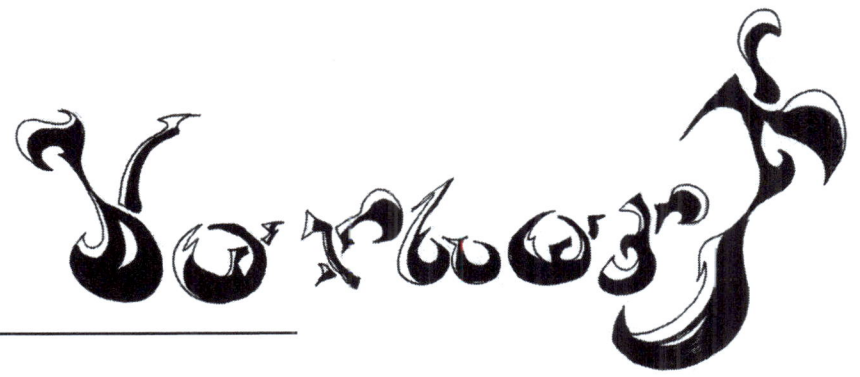

Vorwort

AM ANFANG MEINES BUCHES möchte ich erwähnen, wie sehr es mich freut, das sich in der heutigen Zeit so viele Menschen für diese Art von Kunst interessieren und sie dadurch populär machen. Tattoos steigen zunehmend in ihrer Beliebtheit und mit ihr die Nachfrage nach zeitlosen, coolen und trendy Tribals und Motiven. Viele kamen auf mich zu, um ein individuelles Motiv von mir zu bekommen.

AUS DIESER NOT HERAUS ist dieses Buch geboren, das helfen soll, sein eigenes Flash zu kreieren. Dennoch möchte ich anmerken, dass dieses Buch natürlich nicht alle Bereiche antasten kann. Mein Wunsch ist es, die Kreativität zu fördern und einen Weg zu finden, auf bestimmtes Grundwissen aufzubauen. Ich hoffe, ich kann helfen, Anregungen und Tipps zu geben, die ihr nur noch umsetzen müsst.

Jörg Wenngatz

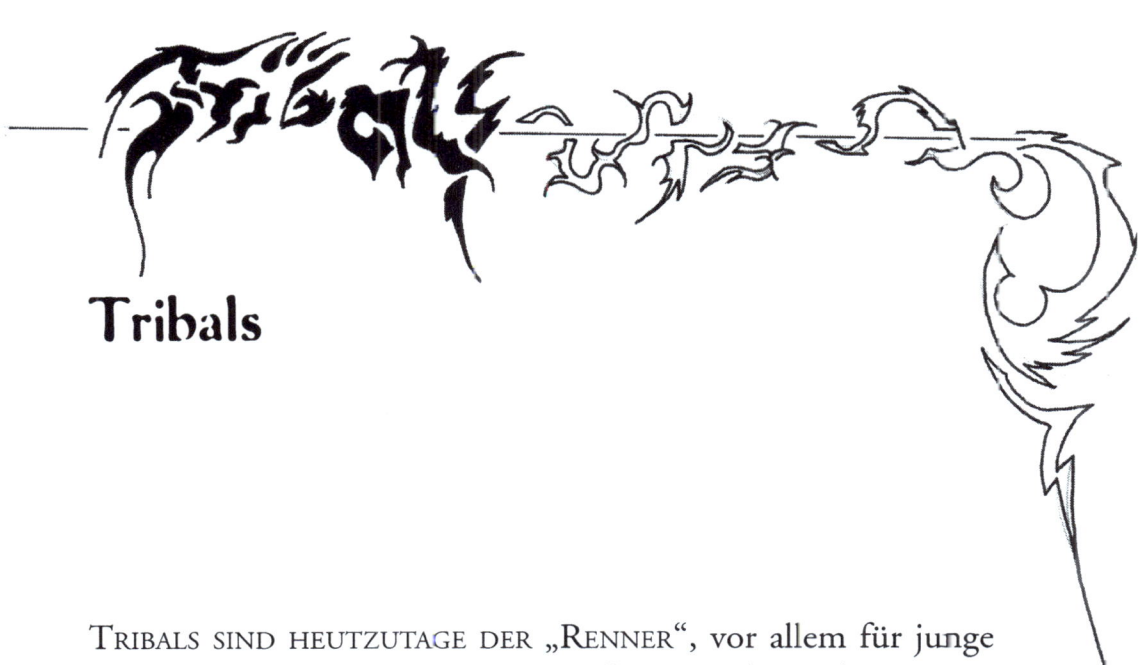

Tribals

TRIBALS SIND HEUTZUTAGE DER „RENNER", vor allem für junge Leute, die mit der Mode gehen wollen. Wer kennt heutzutage nicht diesen weit verbreiteten Begriff „Tribals"? Sie sind beliebte Tattoomotive, die Tattoo- und Bodypainter für sich entdeckt und ständig verfeinert haben. Tribal kommt vom dem Wort „tribe", das im Englischen soviel wie „Stamm" heißt. Sie sind die Tattoomotive, die bei Jugendlichen heute am meisten gefragt sind. Dies kann unterschiedliche Gründe haben: Zum einen, weil sie als zeitlos gelten, zum anderen, weil sie so bestechend in ihrer Schönheit und Form sind und auf den Betrachter einen bleibenden Eindruck hinterlassen.

Die Ausprägung dieser Ornamente ist so vielfältig, dass sich jeder sein individuelles, typenentsprechendes Tattoo auswählen kann. Tribals entstehen in so vielen unterschiedlichen Formen, dass es schwer zu sagen ist, was man eigentlich unter diesem weitläufigen Begriff versteht. Sie hatten bei den meisten Völkern keinerlei religiöse oder mystische Bedeutung. Diese Ornamente sind eine Mischung aus verschiedenen Stilrichtungen der afrikanischen und

9

australischen Kultur, sagen die einen - die anderen sind eher davon überzeugt, dass dieser Stil bei den Griechen um etwa 900 v. Chr. seinen Ursprung hat: Man fand diese Muster auf Töpfen, Krügen und Vasen, die dadurch verschönert wurden.

Da Tribals aus einfachen geometrischen Formen, geschwungenen Linien und sich immer wiederholenden Mustern bestehen, war und ist die Möglichkeit der Zusammenstellung und Anordnung einfach unbegrenzt. Durch das Verbinden von einzelnen Elementen zu einem Ganzen entstanden - wenn auch abstrahiert - Figuren, die an Menschen, Tiere oder an Dinge aus der Umwelt erinnerten. Auch in Europa gab es Kulturen, die das Tribal, so wie wir es heute kennen, stark geprägt haben.

Celtics

DIES SIND DIE KELTEN, die mit ihren Mustern, kennzeichnend durch spiralförmige, krumm wirkende, fließende und sich schneidende Linien ihren Beitrag zu unserem modernen Bewusstsein leisten.

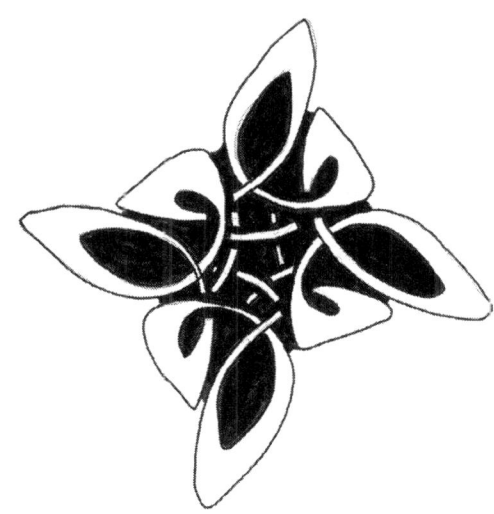

Im wesentlichen sind Tribals einfach schöne Ornamente, die sich aus der Kultur vieler Völker über einen langen Zeitraum zu einem Stil, nämlich dem Modeverständnis unserer heutigen Zeit entwickelt haben.

Das sagt doch alles über die faszinierende Wirkung aus, die Tribals auf uns haben.

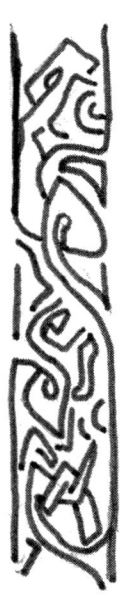

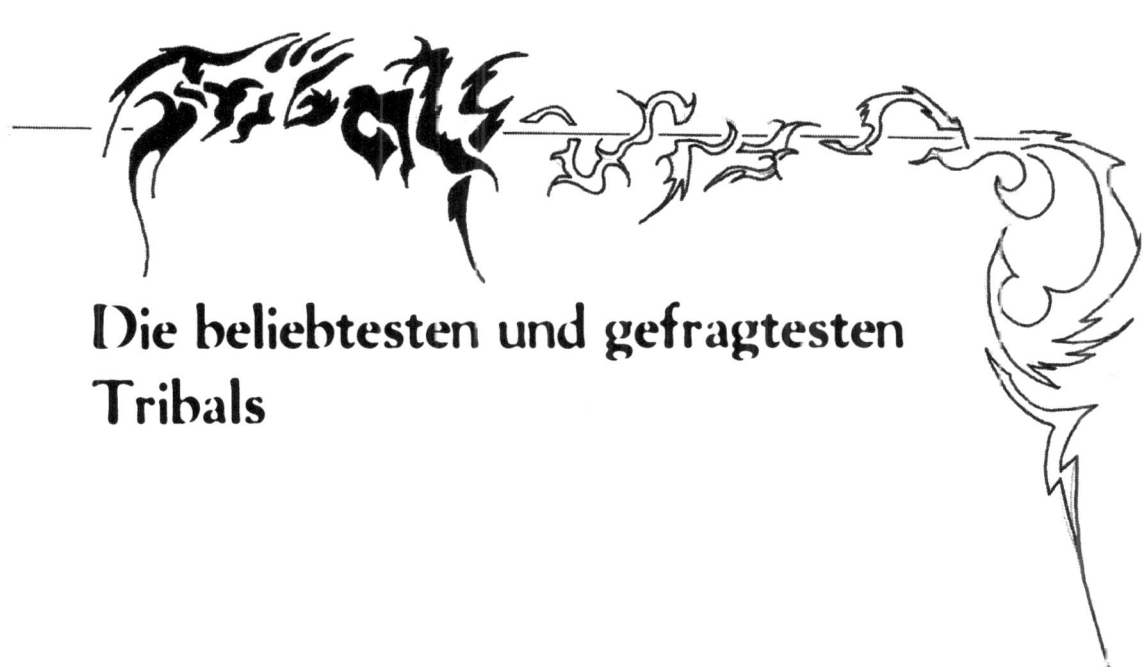

Die beliebtesten und gefragtesten Tribals

ES GIBT UNZÄHLIGE TRIBALS, die sich alle in ihrem Äußeren unterscheiden, beispielsweise Ornamente in Verbindung mit Tiermotiven oder floralen Elementen wie Blüten, Stängeln und Blättern. Sie können fein, weich und weit verzweigt wirken, aber auch grob und dick.

Es gibt sie in unterschiedlichen Farben oder auch mit konturenbildender, abgrenzender Funktion. Dreidimensionalität, Konvexität und Anpassung können ebenfalls Ausprägungsformen sein. All dies soll nun veranschaulicht werden.

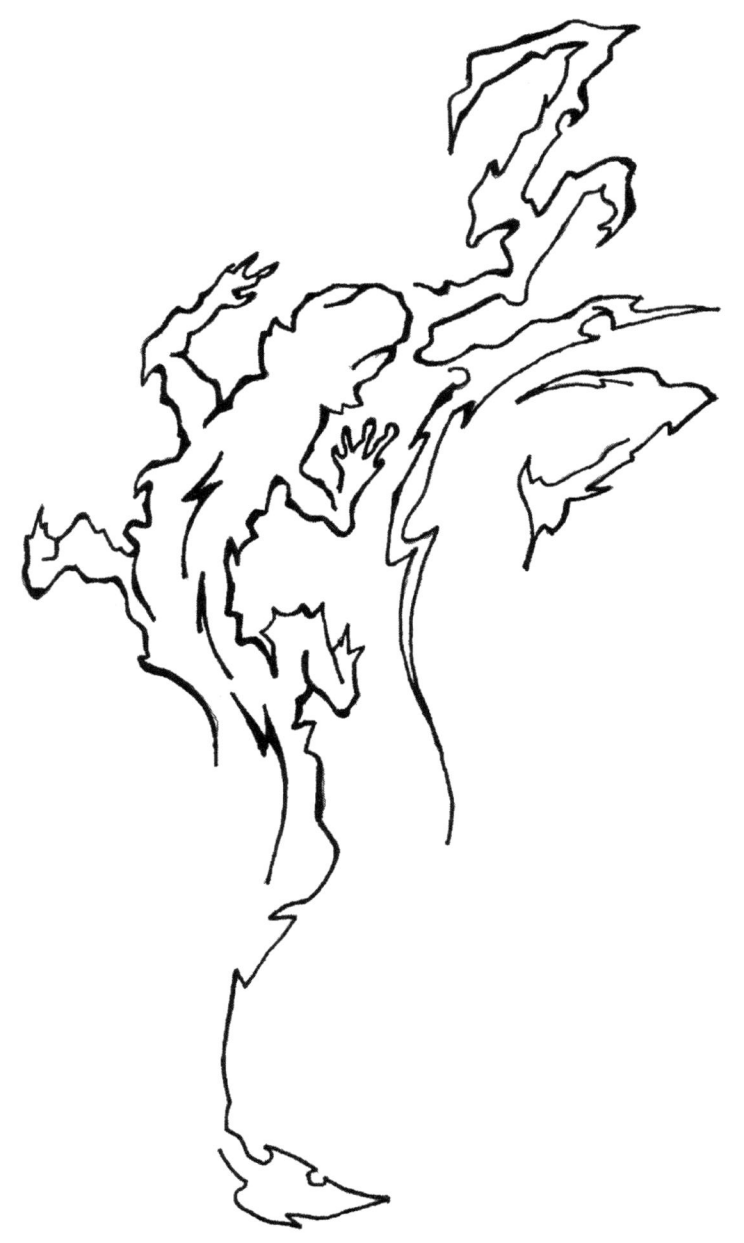

14

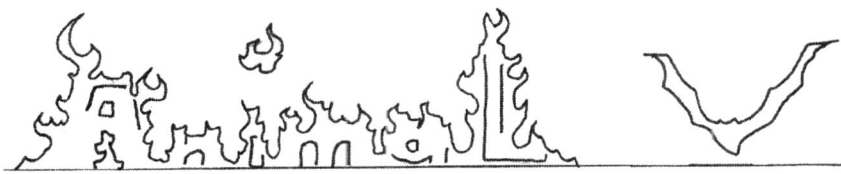

Tiermotive

TRIBALS IN VERBINDUNG MIT TIERMOTIVEN sind sehr beliebte Tattoovorlagen. Die Tiermotive oder „animal tribals", wie viele sie auch nennen, sind gekennzeichnet durch geschwungene Linien, die die abstrahierten Objekte aus der Tierwelt umschlingen, in einen Rahmen fassen oder die typische bzw. kennzeichnende Form des Tieres unterstreichen. Dabei ist es nicht wichtig, die „animals" so genau und originalgetreu wie möglich zu zeichnen, sondern die Merkmale, die typisch für eine bestimmte Art aus dem Tierreich sind, zu filtern und zu unterstreichen.

Ein Salamander beispielsweise ist ein Kriechtier und bewegt sich ähnlich einer Schlange. Das heißt, dass er länglich aussehen muss und die Krümmung des Rumpfes gegenläufig zur Krümmung der Schwanzpartien sein sollte, also eine Schlängellinie. Nur die Umrisse des Tieres betont und im Hintergrund ein paar geschwungene Linien - und schon ist ein schönes „animal tribal" entstanden.

Ein weiteres beliebtes Motiv ist die Schlange. Schlangen können unterschiedliche Bedeutungen haben. Einerseits stehen sie für Gefahr und Falschheit (falsche Schlange), andererseits assoziiert man mit ihr erotische Vorstellungen, wenn man an das Paradies (Garten Eden) denkt, in der die Schlange eine wesentliche Rolle spielt. Nicht zuletzt aus diesem Grunde finden wir oft Herzen und ähnliche Dinge in Verbindung mit Schlangen und Tribals.

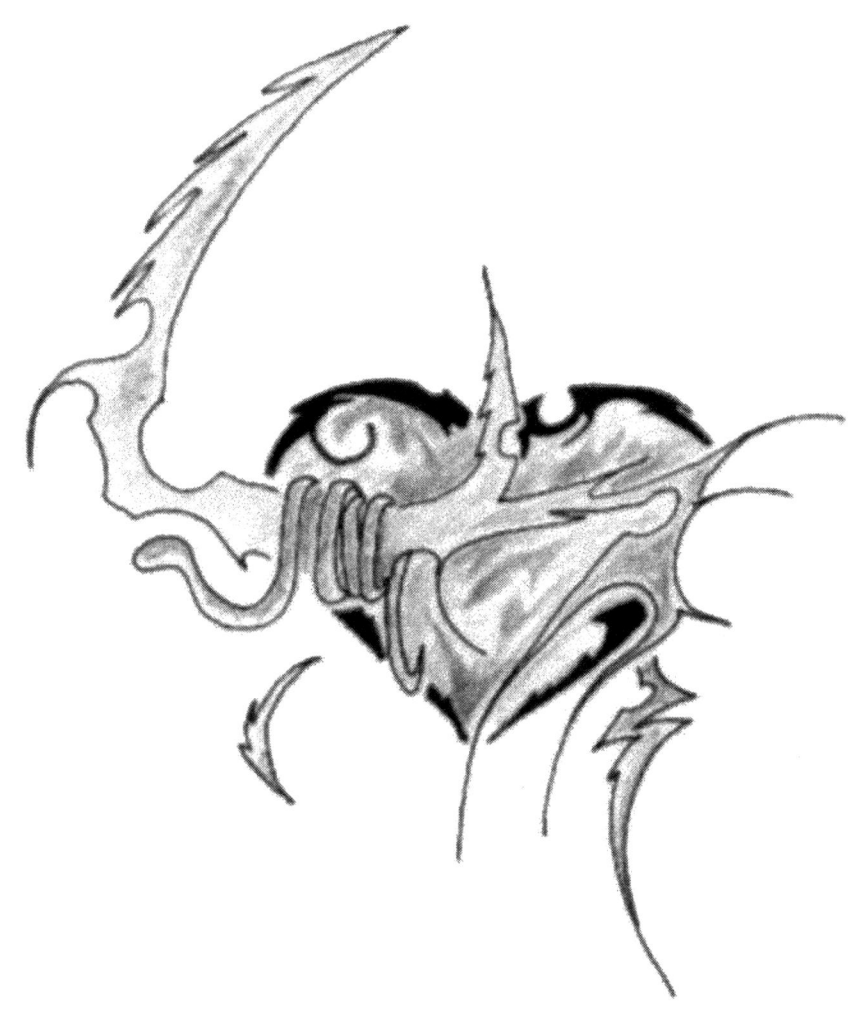

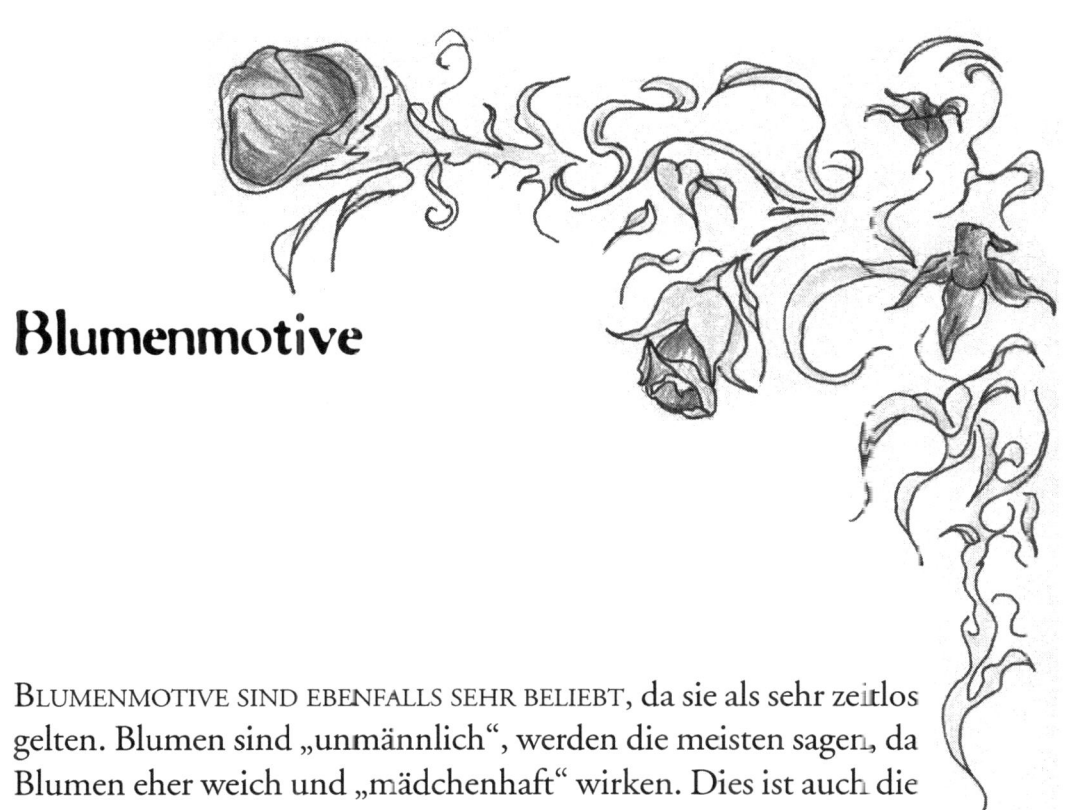

Blumenmotive

BLUMENMOTIVE SIND EBENFALLS SEHR BELIEBT, da sie als sehr zeitlos gelten. Blumen sind „unmännlich", werden die meisten sagen, da Blumen eher weich und „mädchenhaft" wirken. Dies ist auch die weit verbreitete Meinung der Jugendlichen.

Daher ist es nicht verwunderlich, dass man bei Frauen mehr florale Elemente als bei Männern findet. Auch hier ist es wichtig, sich an Merkmalen von Blumen und Pflanzen zu orientieren. Die Flora ist gekennzeichnet durch ihr meist starkes Blattwerk, den vielfältigen Blüten sowie der alles umschlingenden Rankung.

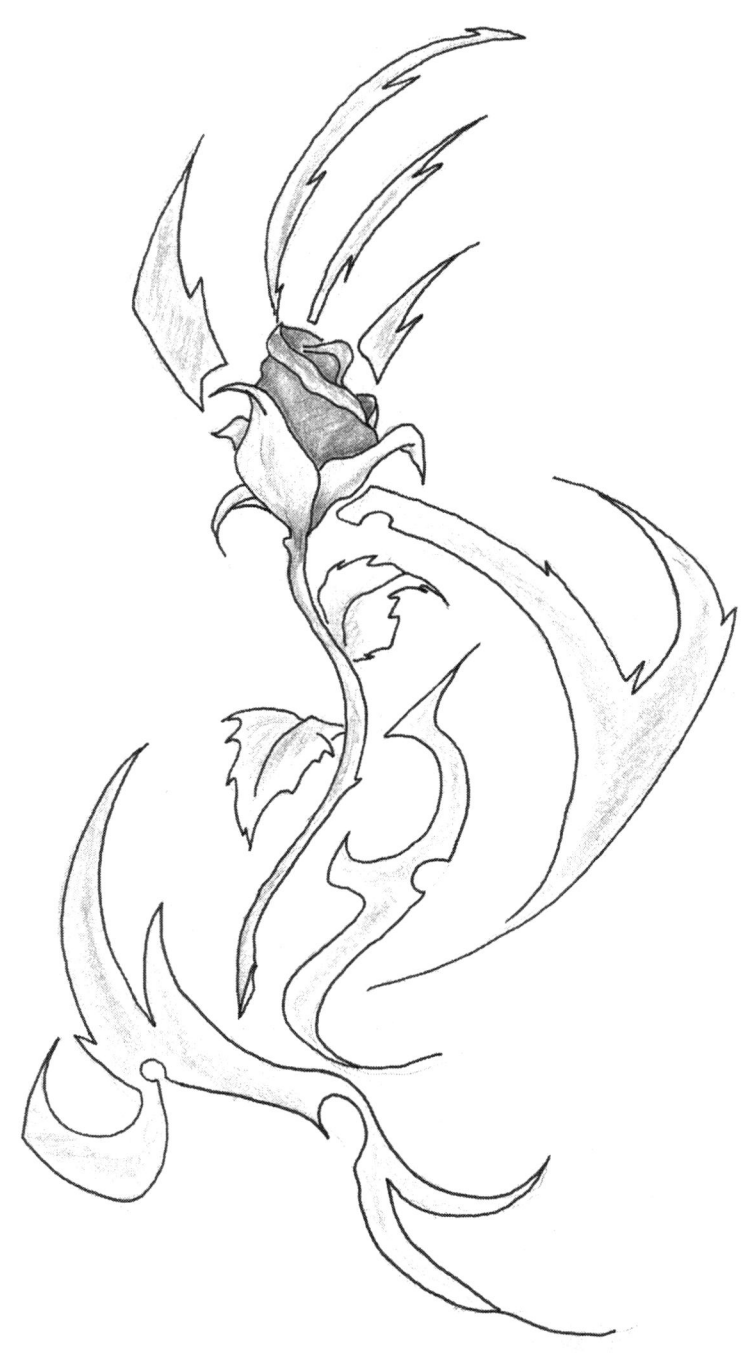

18

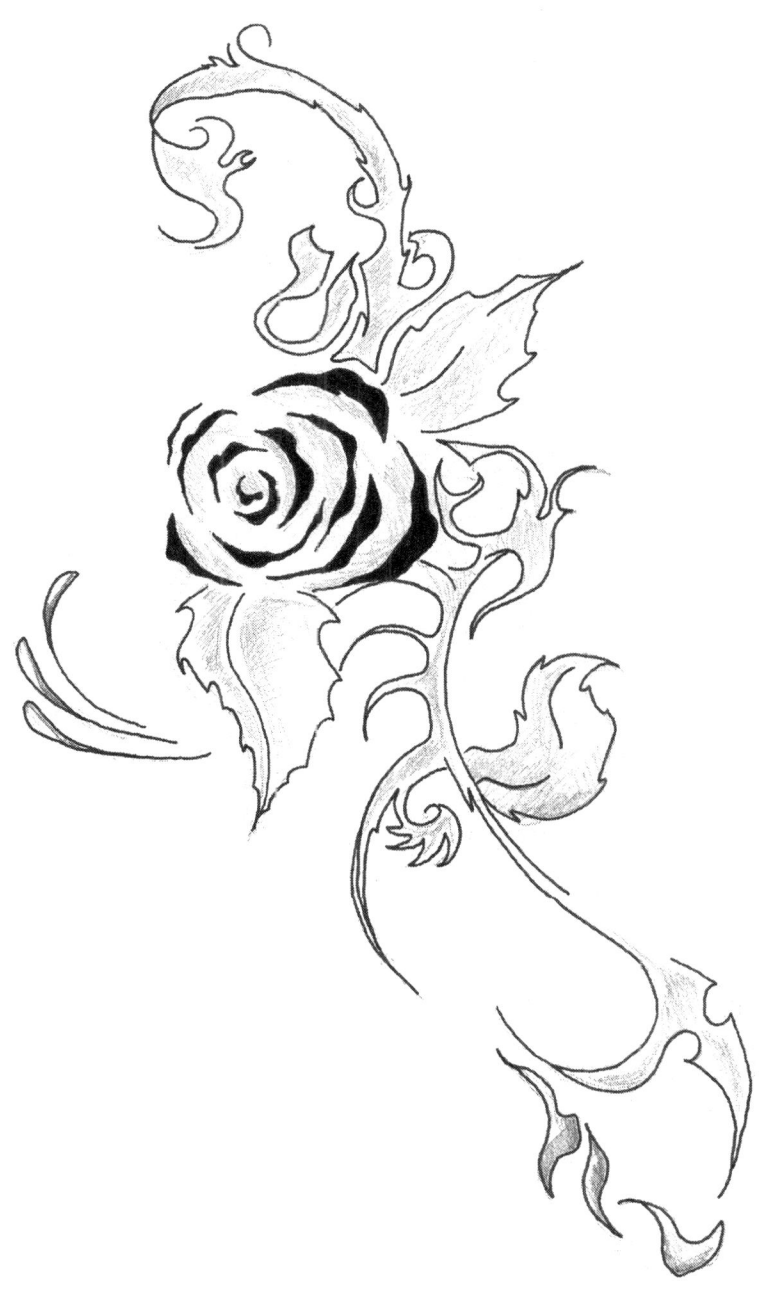

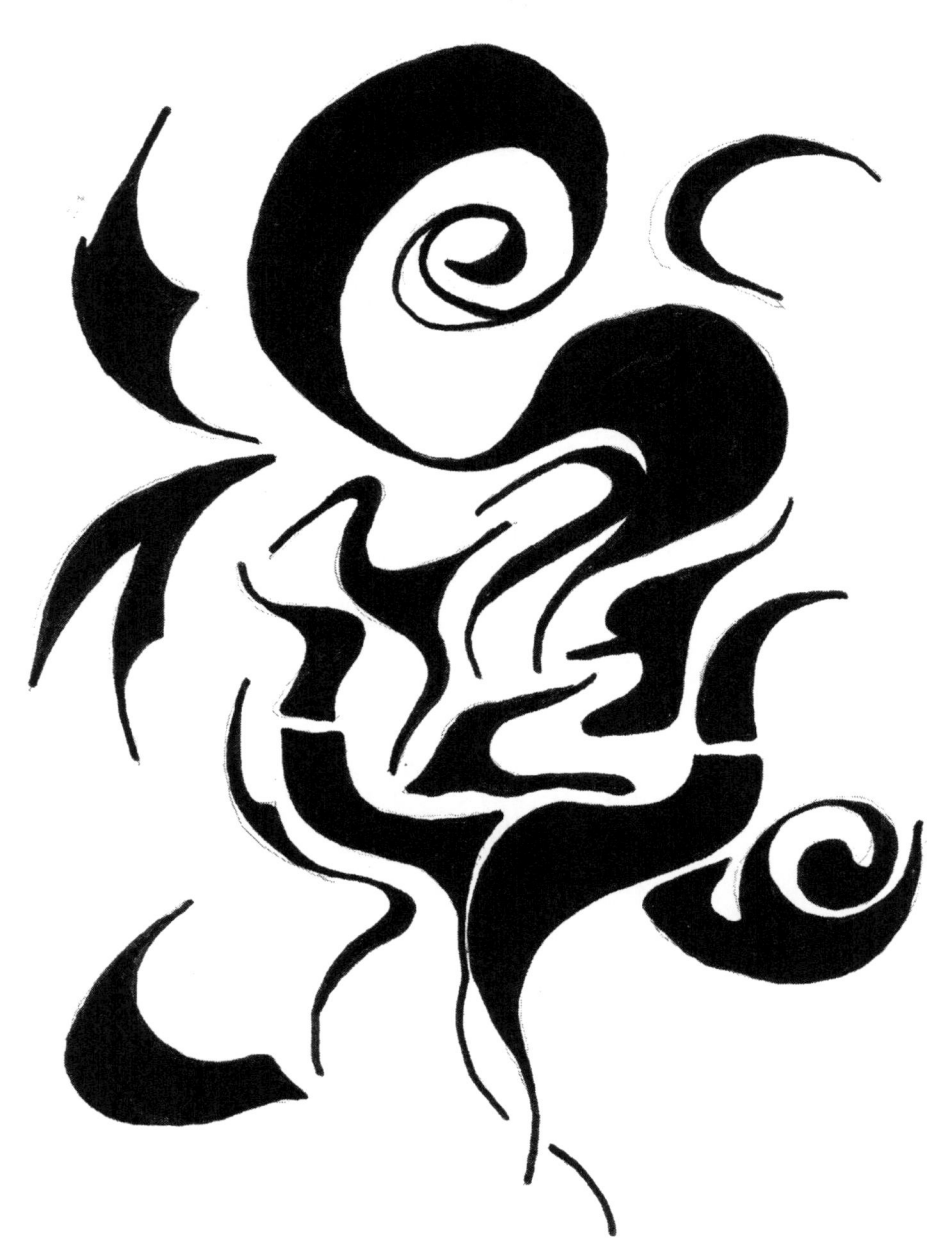

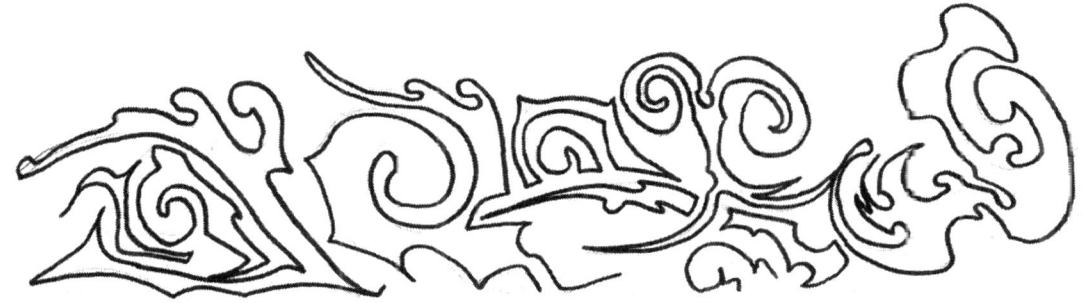

Grobe, fundamentale Ornamente

GROBE, FUNDAMENTALE ORNAMENTE werden bei Tätowierungen und beim Bodypainting meistens zur Dekoration von großen Flächen benutzt, um diese zu betonen. Als Körperschmuck sind solche Ornamente, bedingt durch ihre Größe, nicht zu übersehen.

Sie sind meist nicht so eng umschlungen und unübersichtlich wie beispielsweise Blumenmotive. Charakteristisch ist, dass die Enden der Ornamente selten extrem spitz auslaufen. Ein Grund dafür sind die dicken Linien, die dadurch länger auslaufen müssten.

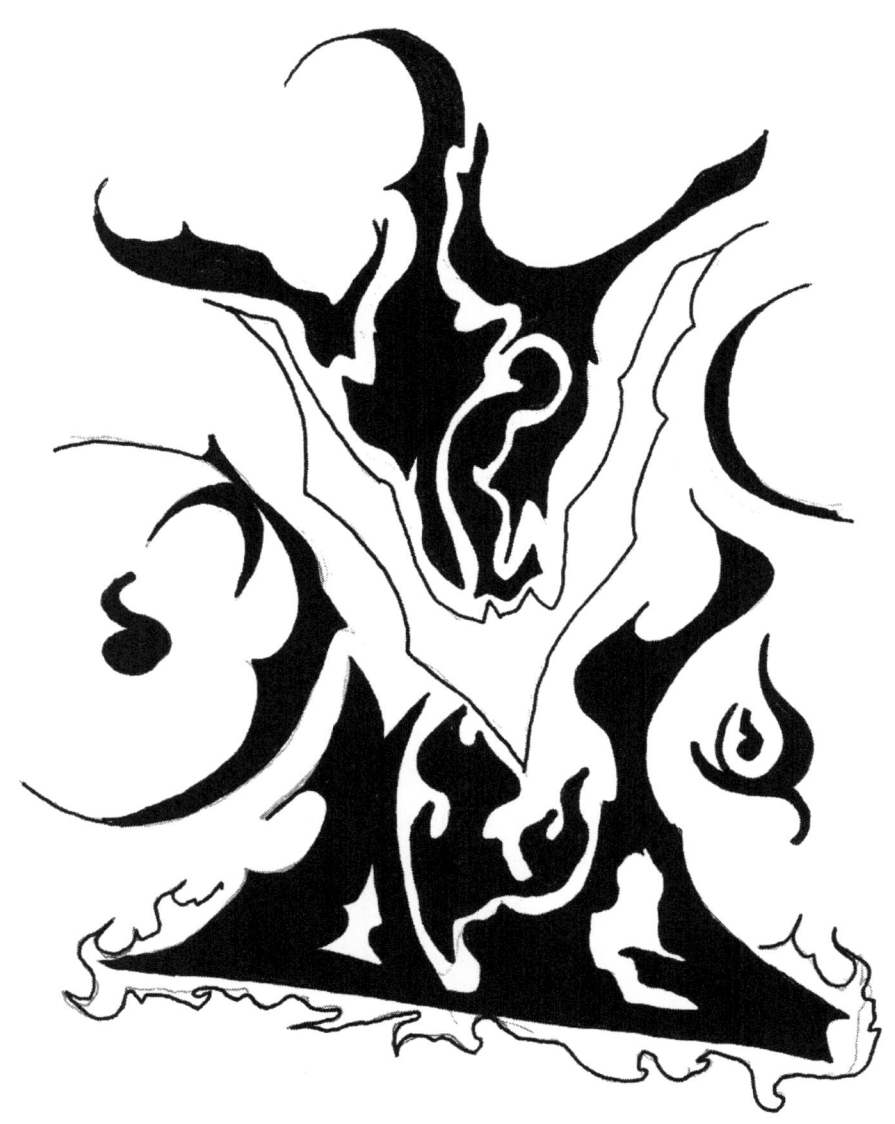

GROBE, FUNDAMENTALE ORNAMENTE wirken sehr gut auf Flächen, deren Größe betont werden soll. Durch die flächendeckenden Eigenschaften eines solchen Tribals scheint der Rücken breiter und betont die Grundform.

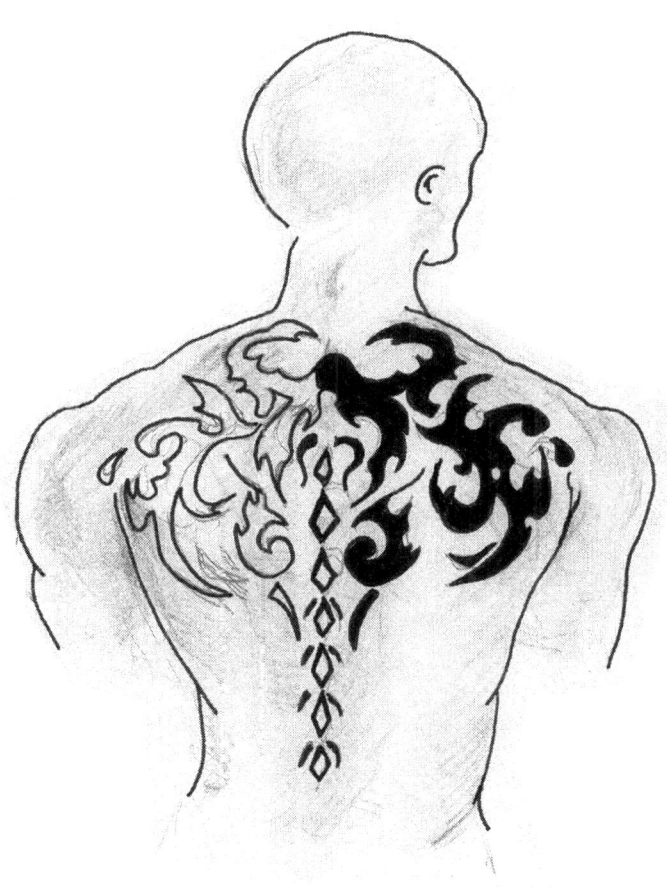

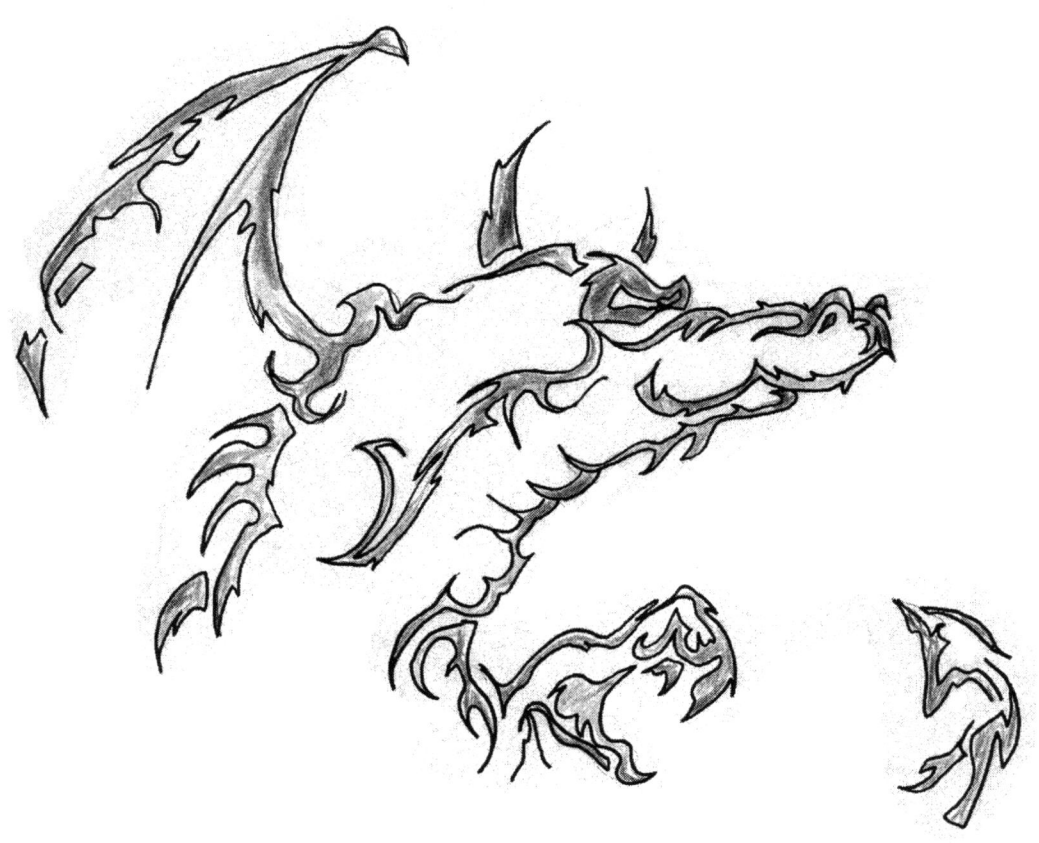

24

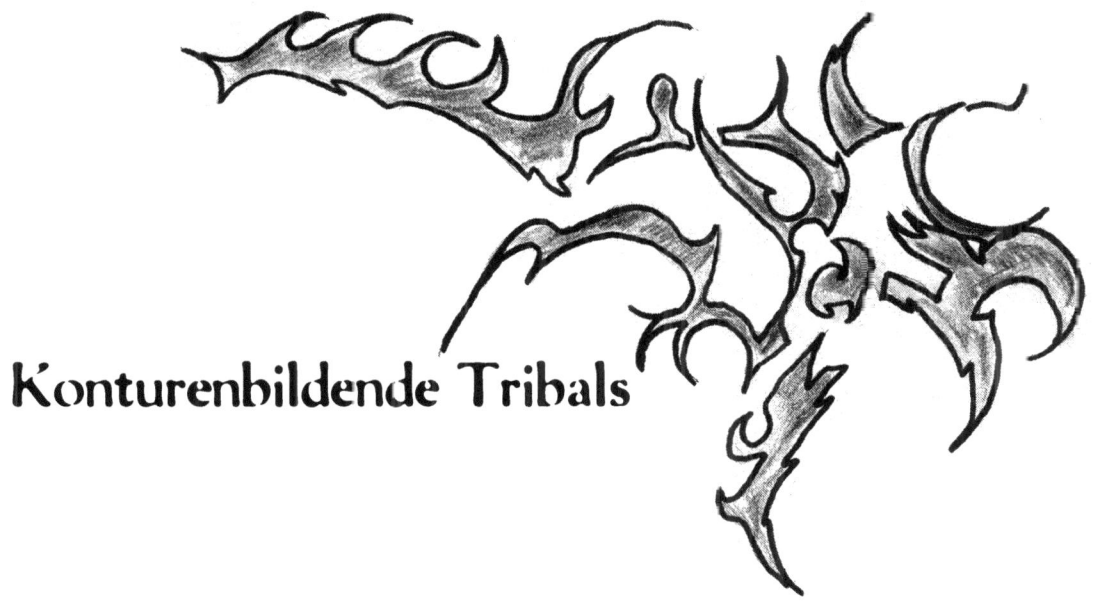

Konturenbildende Tribals

KONTURENBILDENDE TRIBALS sind gekennzeichnet durch ihren hohen Wiedererkennungswert. Umrisse werden durch Tribals charakterisiert und bilden dadurch eine gesamte einheitliche Form. Diese Art Ornamente sind abstrahierte Gegenstände und Lebewesen, die wiederum durch Unterstreichen von charakteristischen Merkmalen eines Objektes resozialisiert werden.

Die Grundformen eines solchen Objektes werden durch eine Art von Tribals ersetzt und diese lassen sie in einer spannenden Art und Weise wiederbeleben.

KONTURENBILDENDE TRIBALS betonen bestimmte Konturen, die durch das Auslaufen von einzelnen Linien in ihrer Intensität bestärkt werden. Bei der Abstrahierung von einem Vogel zum Beispiel muss beachtet werden, dass die Linien relativ schmal und geschwungen sind, da ein Vogel mit dicken Tribals plump und schwer wirken würde - und nicht leicht und schwerelos.

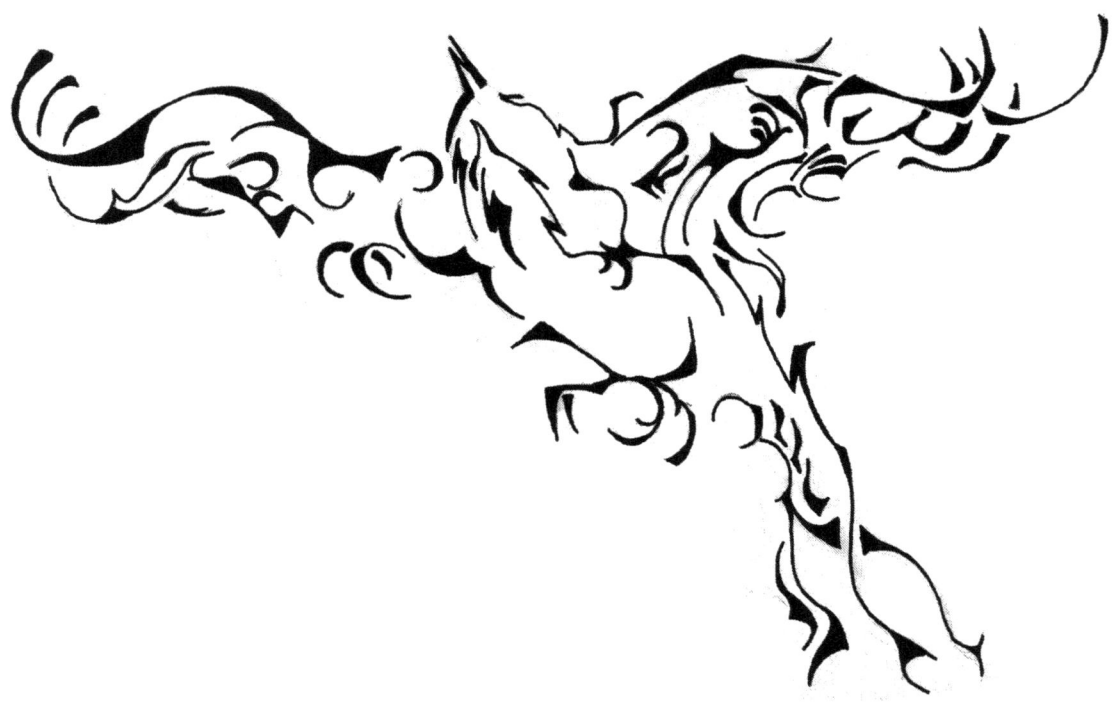

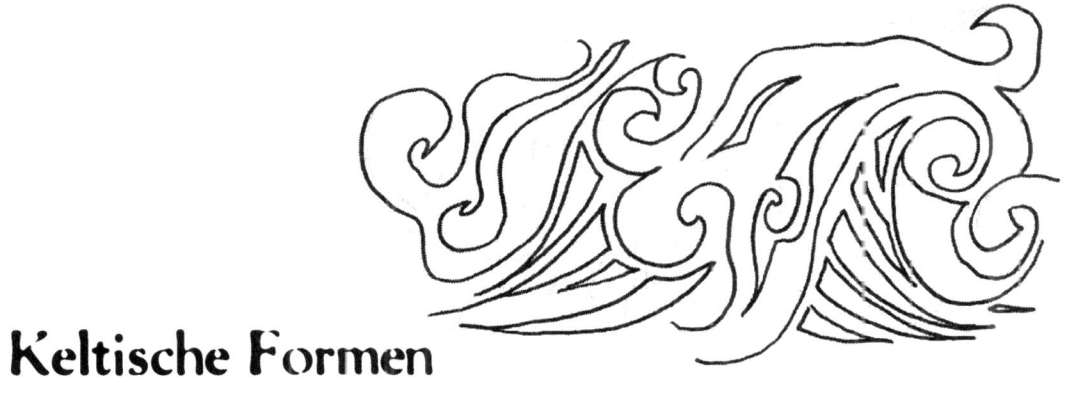

Keltische Formen

DIE KELTISCHE KUNST findet ihren Ursprung in der späten Bronzezeit. Die neue Kultur breitete sich nach Osten aus und unterschied sich in der Art und Weise, wie sie ihre Toten bestattete. Hügelgräber verschwanden allmählich, die Toten wurden verbrannt und in Urnen auf großen Feldern beigesetzt. Durch die Steigerung der Bronze-Verarbeitung und später Eisen-Verarbeitung waren sie in punkto Waffen weit vorangekommen.

Waffen und Urnen waren wichtige Utensilien für diese Kultur. Aus diesem Grunde wurden all diese Gegenstände mit aufwändigen, ineinander verschlungenen Linien verschönert. Leider ist fast nichts in den Überlieferungen zu finden, das auf die genaue Bedeutung schließen lassen könnte. Die Kelten verwandelten Elemente wie z. B. Tiere und Pflanzen in aufregende und anspruchsvolle Tribals.

Die keltische Kunst erleben wir heute in einer abgewandelten Form als Körperschmuck wieder von neuem. Sie waren verrufen als barbarisches und kriegerisches Volk. Dies verdanken sie nicht zuletzt ihrer Furcht erregenden und Angst machenden, meist blauen Kriegsbemalung. Denkbar ist, dass sie dafür Pflanzensud aus Waid, Färberröte und anderen verschiedenen Pflanzen verwendet haben. Leider lässt sich bei den meisten Ornamenten die Bedeutung nur erahnen.

SOLCHE ORNAMENTE fand man überwiegend auf Helmen. Sie sollten die Fähigkeiten des keltischen Volkes zeigen und dem Gegner Angst machen, obwohl sie im direkten Kampf selten welche trugen.

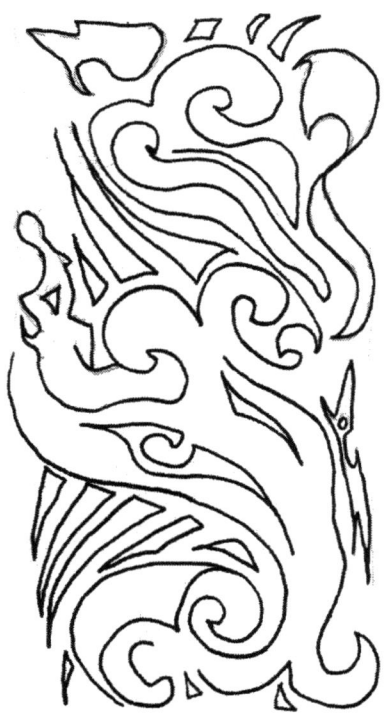

SOLCHE ORNAMENTE zeigen die Einigkeit von Elementen, die fest zusammenhängen und miteinander verflochten sind.

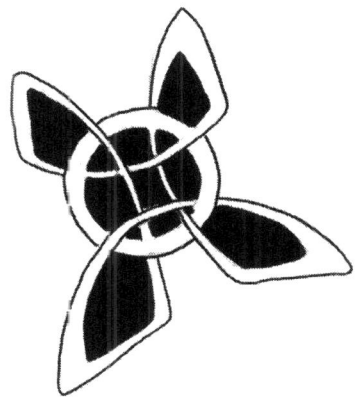

SPIRALENFÖRMIGE GEBILDE DIESER ART, vermutet man, sollen den Eingang ins Jenseits symbolisieren.

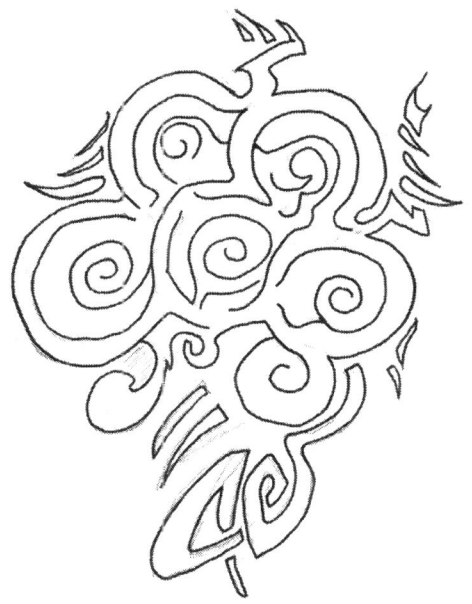

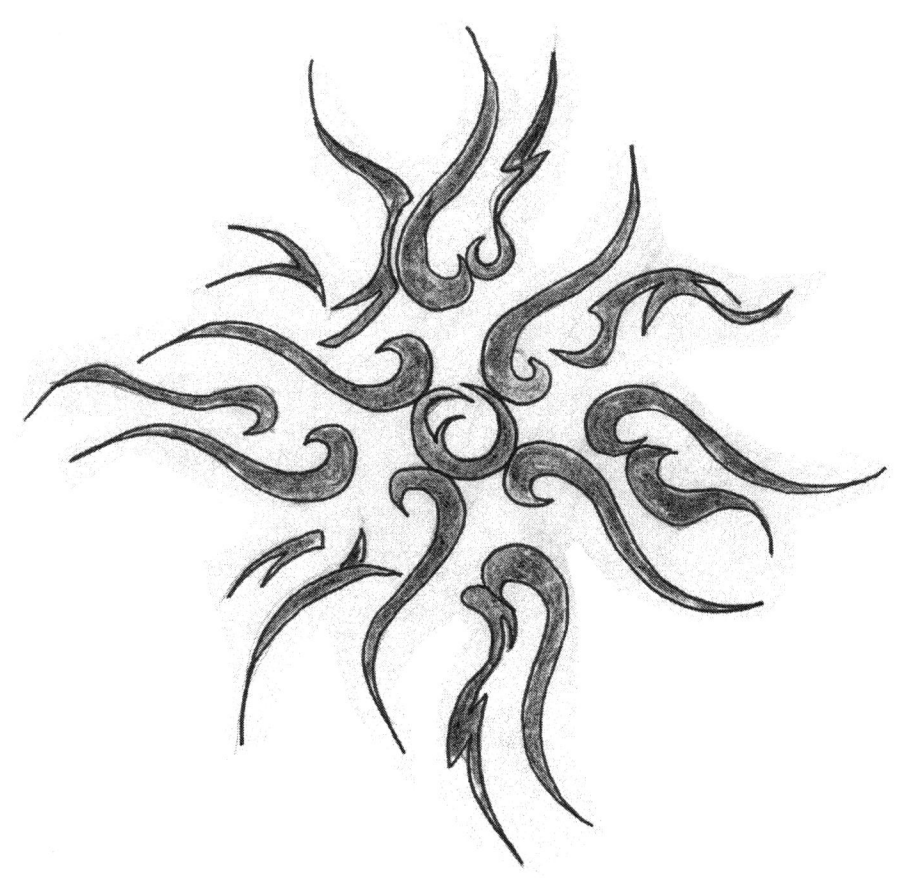

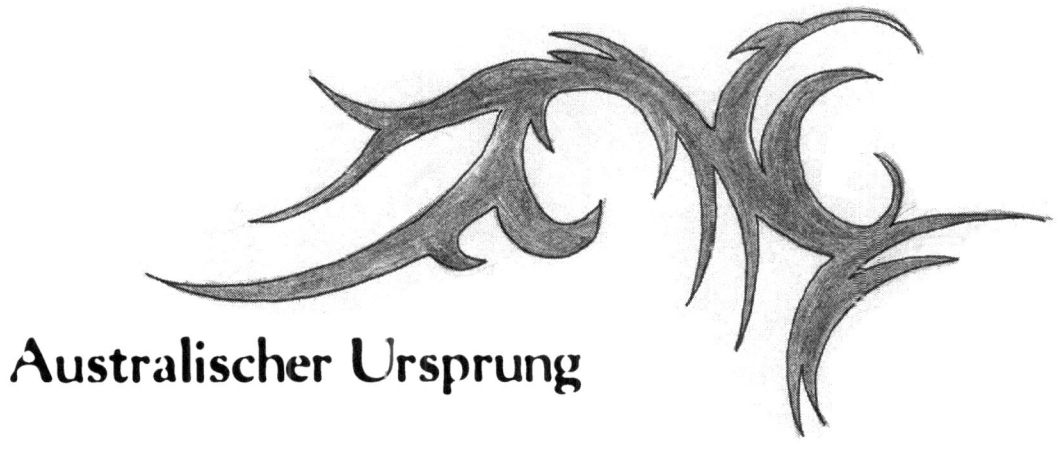

Australischer Ursprung

DIE AUSTRALISCHE KULTUR beeinflusste maßgeblich die Formen des heutigen Tribals. In dieser Kultur wurden Tribals überwiegend für die Körperbemalung benutzt. Die Eingeborenen Australiens, die Aborigines, wollten sich mit diesen außergewöhnlichen, künstlerischen Formen schmücken. Dafür nutzten sie die rotbraune Erde, die so typisch für Australiens Landschaft ist.

Sie identifizierten sich mit ihren elementaren Ausprägungen der Umgebung. In ihren Darstellungen entdeckt man nicht selten die typischen Merkmale Australiens und speziell des Outbacks - wie beispielsweise die Sonne - als wichtiges Element und man entdeckt Formen, die an karge Sträucher erinnern.

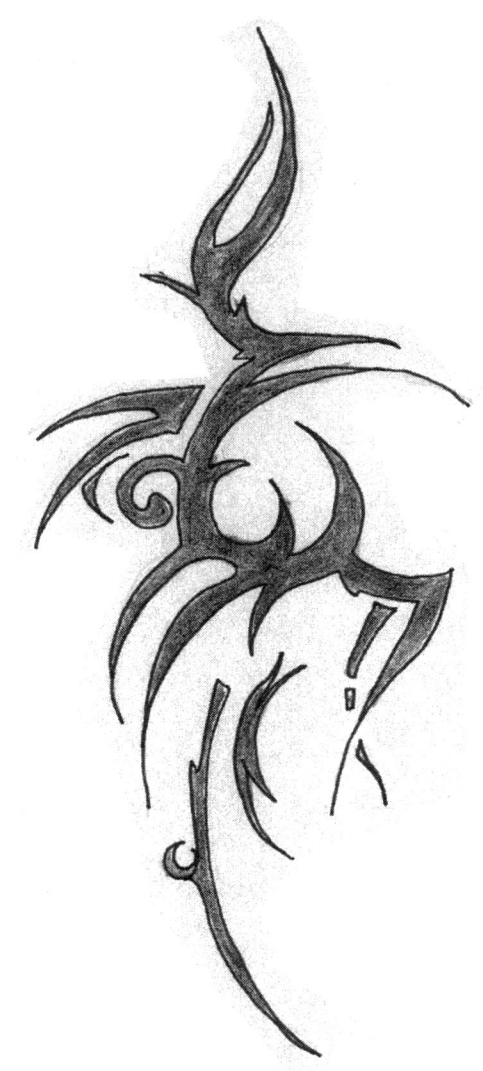

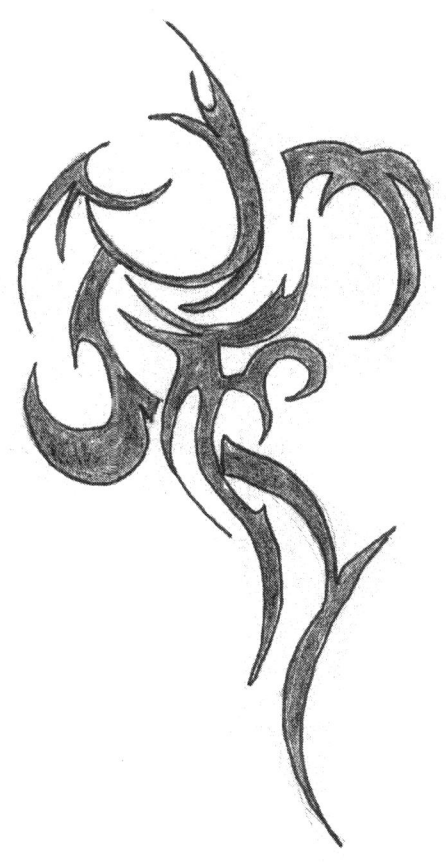

Griechischer Einfluss

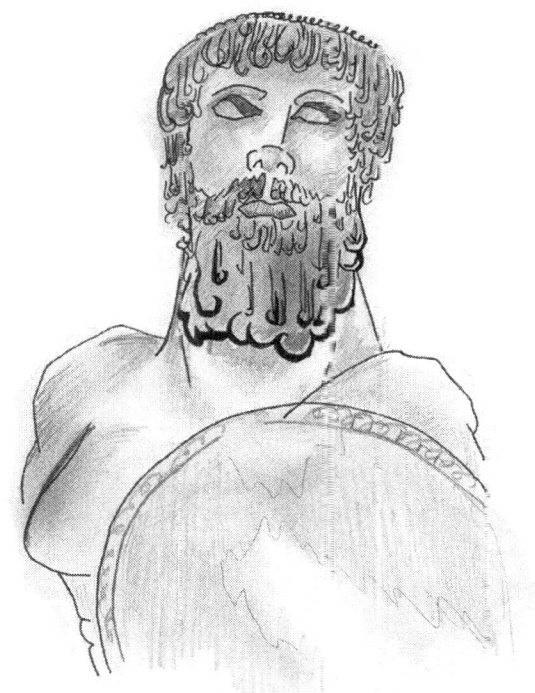

EINIGE UNSERER HEUTE BEKANNTEN TRIBALS könnten ungefähr 900 v. Chr. ihren Ursprung finden. In dieser Zeit entwickelte sich sehr stark das Töpferhandwerk in Griechenland. Anfänglich wurden Töpfe und Krüge mit eher einfachen geometrischen Figuren verziert und geschmückt.

Es entstanden Zickzack-Linien, die später verdrängt und durch weichere Linien sowie geschwungenere Elemente ersetzt wurden. Mit zunehmender Kunstfertigkeit wurden die geometrischen Ornamente reichhaltiger und vielfältiger.

Die Vasenmalerei wird freier, kraftvoller, ungebundener. Betrachtet man heute die Bemalung der Vasen, so fällt auf, wie sehr sich diese Elemente den Tribals ähneln. Dies wird bestärkt durch die meist schwarze Bemalung auf weißem Untergrund, dem Ton. Es entsteht dadurch ein starker Kontrast dieser beiden „Nicht-Farben".

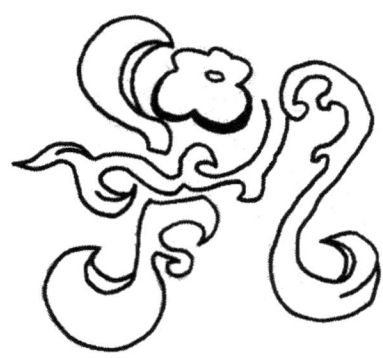

Anders als bei anderen Kulturen wie zum Beispiel den Kelten sind diese „Vorfahren des Tribals" nicht als Körperschmuck genutzt worden. Sie verzierten die Giebel von neuen Gebäuden.

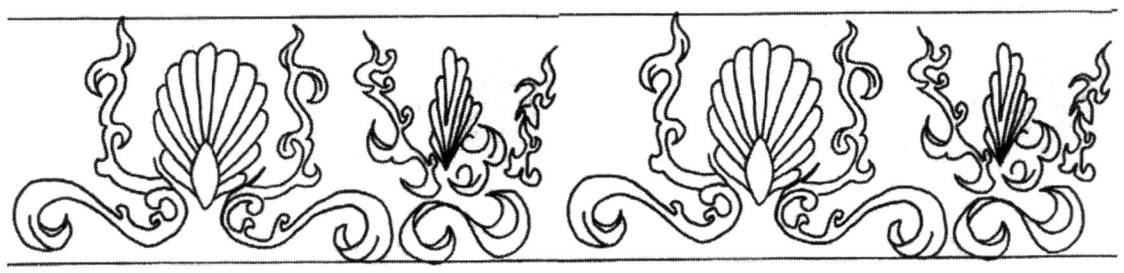

Es entstanden reichere Kapitalformen mit floralen Elementen und durchlaufendem Fries, die halfen, diese Kunstform enorm zu bereichern. Heute umschlingen diese Formen eher den Oberarm eines jungen Mannes.

In diesen Ornamenten findet man geschwungene Formen, die an Blumen erinnern. Man entdeckt feine, blattähnliche Gebilde, die relativ unübersichtlich wirken und dennoch eine bestehende Ordnung haben und sich im fortziehenden Bildverlauf regelmäßig wiederfinden. Dies kann man bei einer entsprechenden Vergrößerung deutlicher erkennen.

Von der Idee zum Motiv

Der Glaube an die innere Kraft
der visuellen Umsetzung ist der
Glaube an die geistige Grösse.

Michael Heldt

AM ANFANG MÖCHTE ICH JEDEM MUT ZUSPRECHEN, der versuchen will, sein eigenes Motiv zu gestalten. Eigentlich sind Tribals relativ einfach in ihrer Gestaltung, da sie mit immer wiederkehrenden Elementen bestückt sind. Hat man erst einmal dieses Prinzip durchschaut und ein gewisses Gefühl für geschwungene und harmonierende Formen entwickelt, ist es meist ein Leichtes, sein eigenes Tribal zu gestalten.

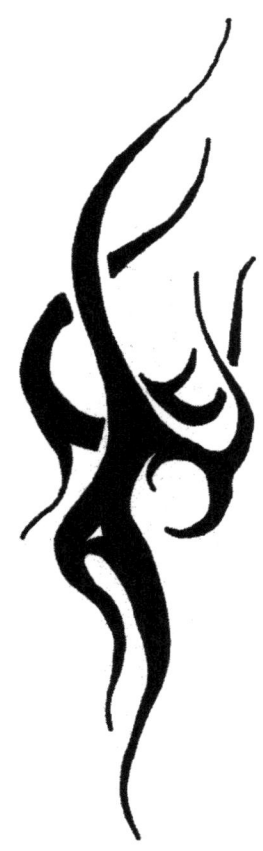

Die ersten Schritte

AM GÜNSTIGSTEN IST ES, wenn man schon zu Beginn eine gewisse Vorstellung bezüglich der Form hat. Diese kann beispielsweise länglich sein, rundlich oder etwas komprimiert. Bei länglichen Motiven laufen die Enden des Tribals meist spitz aus, um einen rapiden Abschluss, der eher plump wirken würde, zu vermeiden.

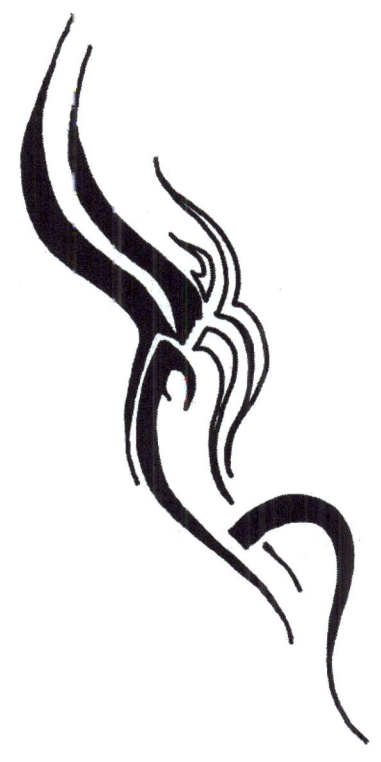

Wichtige Elemente

ES GIBT MEHRERE EINFACHE FORMEN, die typisch für ein Tribal sind und immer wiederkehren. Ein Element ist der typische Halbkreis, an den weitere Linien schwungvoll angesetzt werden können und der als Ausgangspunkt für unser Motiv hervorragend geeignet ist.

EINE WEITERFÜHRUNG DES HALBKREISES ist der Kreis mit auslaufenden Enden, die ihn schwungvoller aussehen lassen und ihn etwas in die Länge ziehen. Das auslaufende Ende bricht schwungvoll zur Seite aus, bevor es den Kreis scheinbar schließen würde.

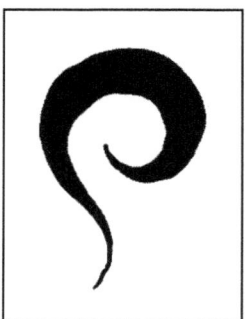

IN EINEM TYPISCHEN TRIBAL finden wir nicht selten Formen wie die hier angeführte - einen sich fast schließenden Kreis mit einer gegenläufigen geschwungenen Linie, die aus diesem Gebilde hervortritt.

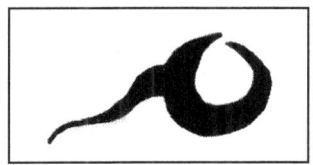

HIER SEHEN WIR EINE FIGUR, bei der sich, im Gegensatz zur obgen Form, Linien in Laufrichtung des Kreises winden. Durch dieses gestalterische Mittel wirkt sie, als passe sie sich einer Strömung an oder als würde sie mit dem Wind gehen.

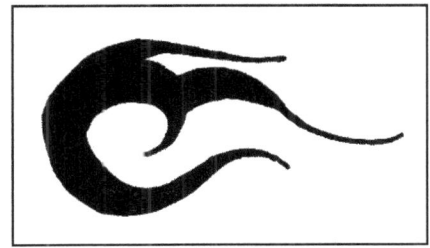

EINFACHE GESCHWUNGENE LINIEN sind ebenfalls ein wichtiger Bestandteil. Sie verbinden einzelne Teile und führen sie zu einem Ganzen. Später werden wir die einzelnen Elemente zusammenfügen und zeigen, wie wichtig solche Linien sind.

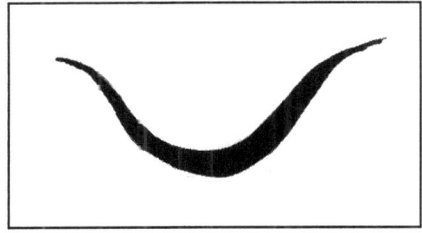

SOLCHE LINIEN können sich auch teilen und breit auseinander fächern.

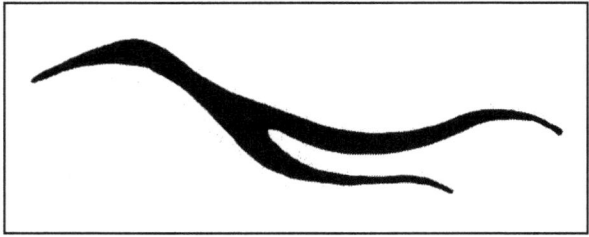

BEI VIELEN TRIBALS schneiden sich Linien. Um zu zeigen, welche Linie auf welcher liegt, wird die unten liegende an der Stelle unterbrochen, an der sich beide schneiden.

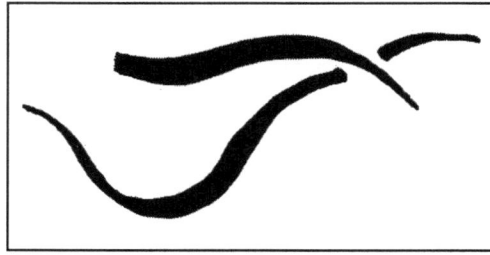

SOLCHE FORMEN vervollständigen das Tribal und verfeinern es. Es gibt aber noch viele andere Elemente, die man sich ausdenken kann und die denselben Effekt haben.

BEI DER KREATION SEINES EIGENEN MOTIVS sollte man seinen Gedanken freien Lauf lassen. Unbefangenheit und Lockerheit sind unabdingbar. Im folgenden Beispiel sind einzelne Elemente, unter anderem die oben angeführten, zu einem Gesamten zusammengefügt worden.

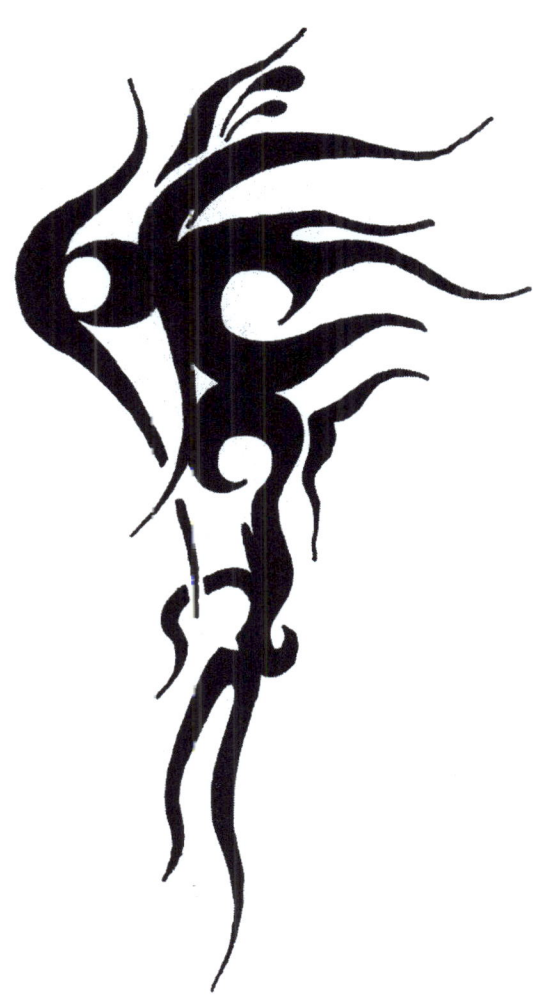

Zu den Gestaltungsmöglichkeiten

IN DIESEM TEIL DES BUCHES geht es um die Gestaltungsmöglichkeiten von Tribalmotiven. Natürlich ist es aufgrund der Vielfältigkeit relativ schwer bzw. unmöglich, alle zu erklären und zu zeigen. Ich habe mich aus diesem Grunde bemüht, die wichtigsten und gängigsten Motive herauszustellen.

Sie sollen Anregungen für die Umsetzung eigener Ideen geben und zeigen, wie und in welcher Art sich die optische Wirkung eines Tribals verändert, wenn man mit nur einfachen gestalterischen Mitteln die Innenfläche bearbeitet.

Wenn man weiß, wie man ein Tribal grafisch gestalten kann, dann ist es relativ einfach, die Wirkung, die es auf den Betrachter haben soll, so zu beeinflussen, wie man es gerne hätte.

Am häufigsten findet man das einfache, schwarze Motiv, das sich aufgrund seiner Einfachheit größter Beliebtheit erfreut. Manch einem gefällt es gerade aus diesem Grunde, manch einem jedoch wirkt es zu langweilig und nichtssagend.

Für diese Leute zeigen wir Muster und gestalterische Mittel, mit denen man die Fläche eines Motivs bearbeiten kann. Das Prinzip bleibt in der Regel fast immer das gleiche. Als erstes zeichnet man sich den ungefähren Umriss des Motivs und beginnt dann, es systematisch zu bearbeiten. Auf den folgenden Seiten soll dies näher erläutert werden.

Farbliche Gestaltung

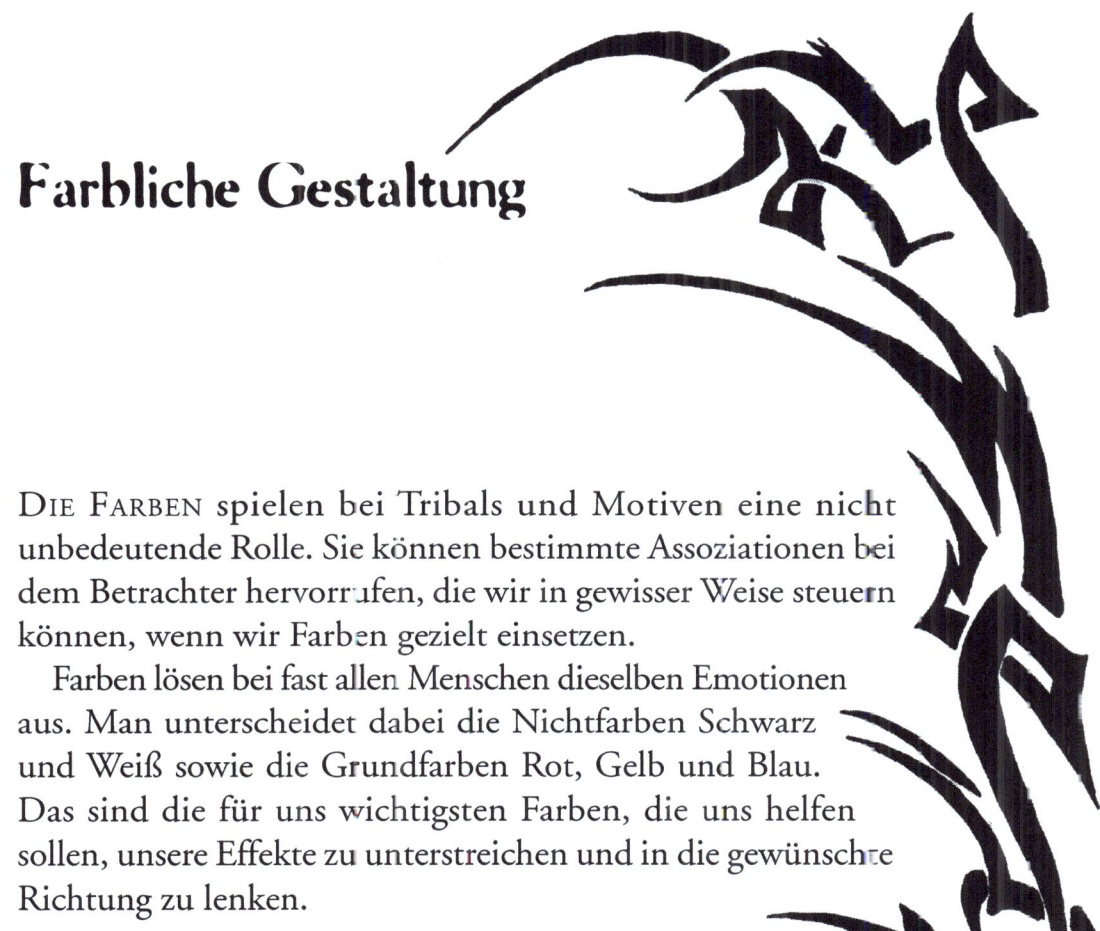

DIE FARBEN spielen bei Tribals und Motiven eine nicht unbedeutende Rolle. Sie können bestimmte Assoziationen bei dem Betrachter hervorrufen, die wir in gewisser Weise steuern können, wenn wir Farben gezielt einsetzen.

Farben lösen bei fast allen Menschen dieselben Emotionen aus. Man unterscheidet dabei die Nichtfarben Schwarz und Weiß sowie die Grundfarben Rot, Gelb und Blau. Das sind die für uns wichtigsten Farben, die uns helfen sollen, unsere Effekte zu unterstreichen und in die gewünschte Richtung zu lenken.

Schwarz

DIE NICHTFARBE SCHWARZ steht für hohe Deckkraft und es wird ihr eine mystische Kraft zugesprochen. Mit Schwarz verbinden viele das Gefühl der Trauer und der Finsternis, obwohl sie in den Kreisen der Mystik als Schutzfarbe steht.

Weiss

WEISS steht für die absolute Reinheit und Sauberkeit (unbeschriebenes Blatt, Engelsgestalten und das Göttliche). Sie wirkt transparent zu fast allen anderen Farben, da sie sich optisch gut mit ihnen verträgt und sich nicht mit ihnen sticht.

Da sie den meisten Menschen als Nichtfarbe bekannt ist, steht sie für absolute Neutralität.

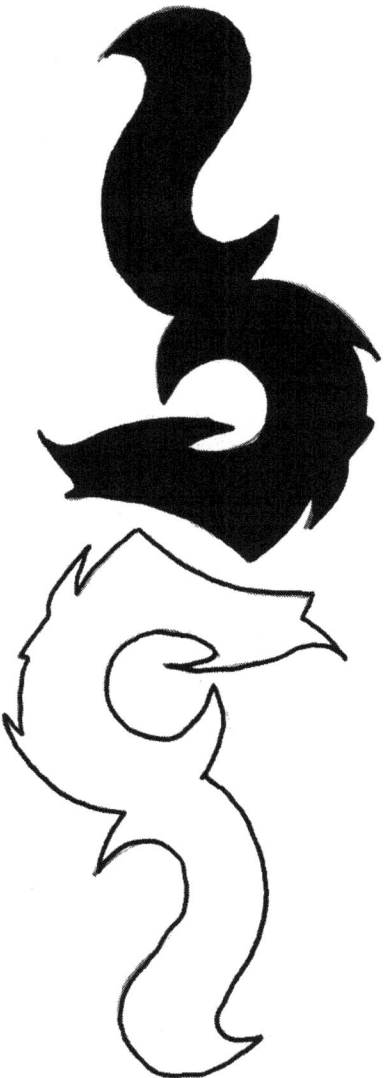

Rot

IM VOLKSMUND wird die Farbe Rot oft als Farbe der Liebe und Fruchtbarkeit bezeichnet. Dies kommt daher, dass Rot eine leuchtende Signalfarbe ist, die häufig in der Tierwelt zu finden ist, vor allem, wenn Männchen den Weibchen ihre Paarungsbereitschaft signalisieren.

Schon bei Adam und Eva spielte ein roter Apfel eine große Rolle. Der rote Apfel verführte durch seine genüssliche Farbe. Erotik und Rot stehen meist in engem Zusammenhang.

Mit dieser Farbe assoziieren aber auch viele Feuer und Blut. Denkt man dabei an das Blut, so kann Rot auch für Verletzlichkeit und Verwundbarkeit stehen.

Gelb

GELB steht für viele positive Dinge im Leben wie beispielsweise die Sonne und Sterne. Es ist deshalb eine warme Farbe mit starker Leuchtkraft. Die Deckkraft dieser Farbe ist aber eher gering. Das Licht besitzt gelbliche Elemente und steht somit im starken Kontrast zur Dunkelheit und Tiefe.

Grün

GRÜN symbolisiert das Leben und deren Entwicklung. Flora und Fauna sind bestimmt durch diese Farbe. Je kräftiger das Grün einer Pflanze, desto gesünder die Entwicklung. Auf der anderen Seite kann grün auch gefährlich und giftig wirken, da Ungenießbares und Giftiges meist in dieser Farbe dargestellt wird.

Blau

BLAU wirkt immer kalt und kühl. Kalte Gegenstände, wie beispielsweise Metall und Eis, beinhalten diese Farbe. Es stehen aber auch viele positive Dinge in Verbindung mit Blau, wie der Himmel und das Wasser.

Stilistische Gestaltung

EIN TYPISCHES STILELEMENT ist die Schattenbildung oder Überlappung.

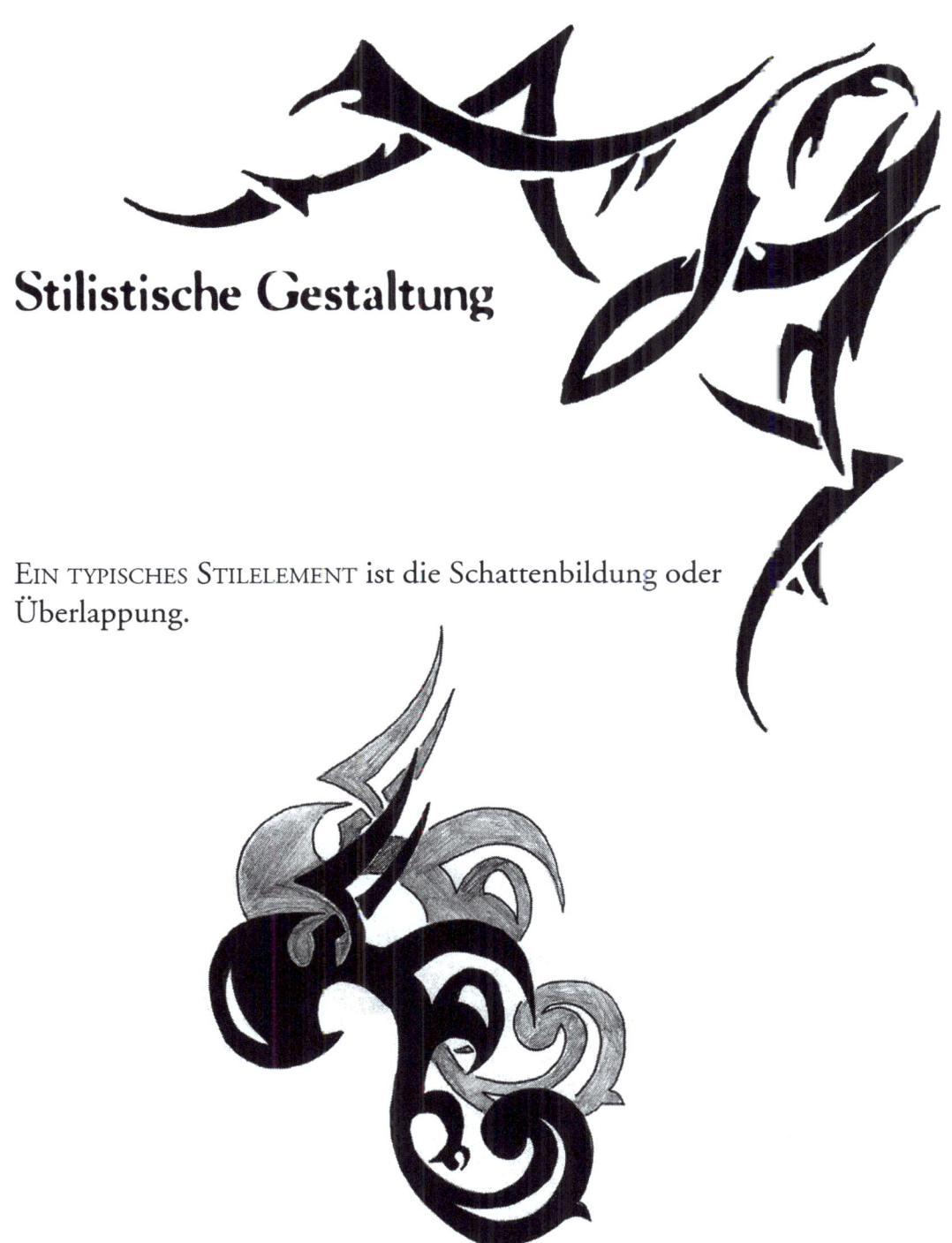

Bei schattierten bzw. sich überlappenden Tribals ist das System der Gestaltung einfach zu verstehen und anzuwenden. Als erstes zeichnet man sich ein Tribal nach seinen eigenen Vorstellungen.

Am besten gelingt es, wenn es mit dunkler, schwarzer Farbe nachgezeichnet wird, damit man es später besser als Durchdruck erkennen kann. Hat man ein solches Tribal vorbereitet, legt man es unter ein anderes weißes Blatt und zeichnet das Original nach.

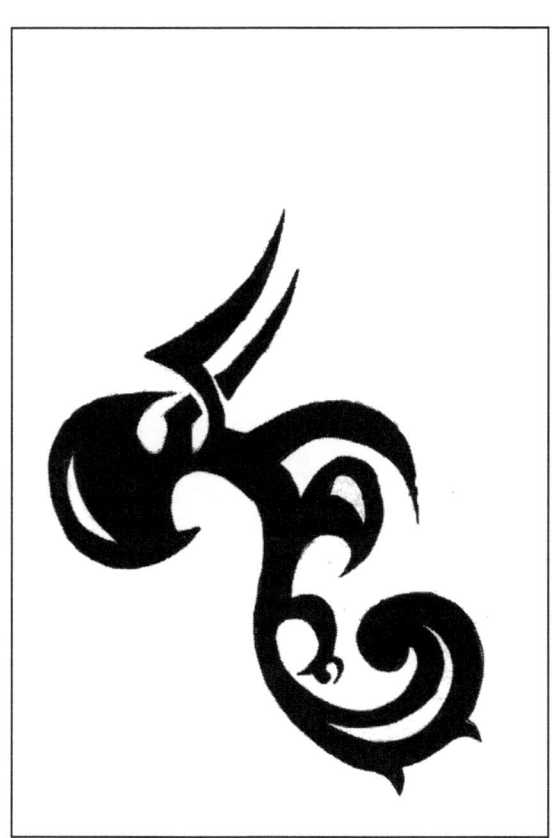

Nun hat man auf dem einen Blatt das Original und auf dem anderen eine originalgetreue Kopie. Durch Verschiebung des Originals unter der Kopie ist es möglich, die beste Position für eine Überlappung beziehungsweise den Schatten zu finden. Dabei gibt es keine festen Regeln. Man sollte dabei seinem persönlichen Harmoniebefinden freien Lauf lassen.

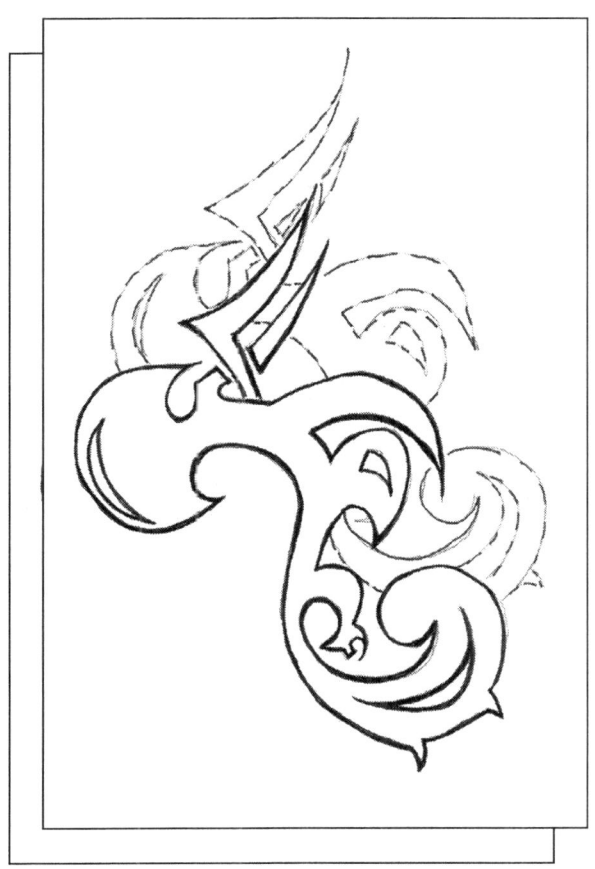

AUCH DIESES MOTIV lebt durch seine bizarre Form und erinnert ein wenig an eine andere Spezies. Dieses Motiv wirkt fremd und bizarr zugleich. Es finden sich Einschlüsse, knochenartige Gebilde und unwirkliche, dreidimensionale Formen wieder. Diese Effekte entstehen mit ganz einfachen künstlerischen Mitteln.

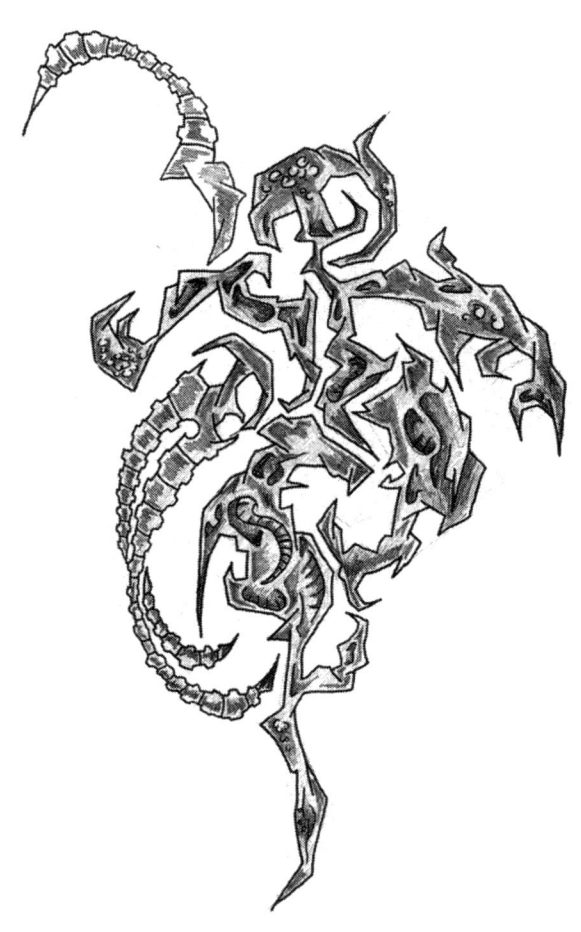

WIE BEI FAST ALLEN UNSERER BILDER zeichnen wir grobe Umrisse unseres Motivs. Noch wirkt es einfach und relativ langweilig. Davon sollte man sich jedoch nicht abschrecken lassen, da ich selber auch festgestellt habe, dass die Anfänge von Entwürfen einem selbst selten gefallen.

Durch weitere Arbeit am eigenen Bild entwickelt es sich jedoch meist zum positiven Gesamteindruck.

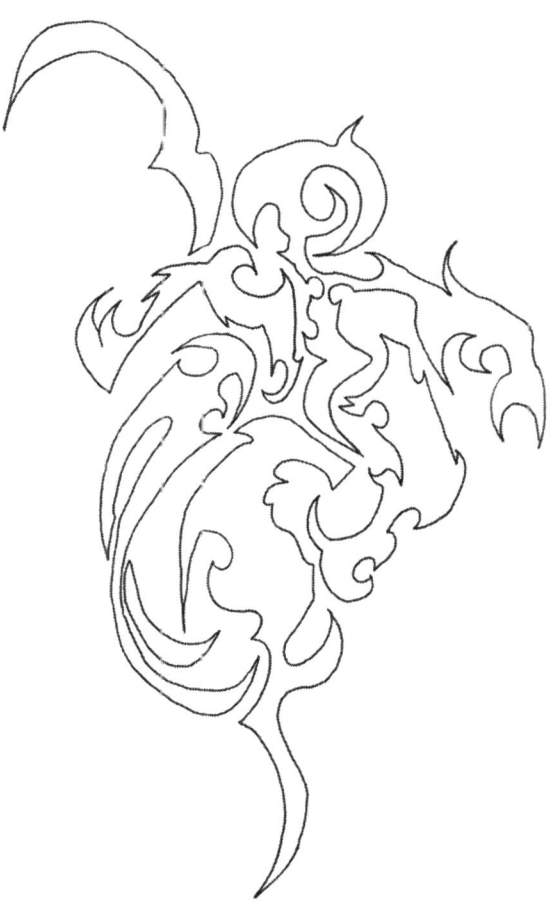

BEIM NÄCHSTEN SCHRITT bearbeiten wir die Umrisse, die wir vorher schon skizziert haben. Um das Motiv etwas dreidimensional und unwirklicher erscheinen zu lassen, zeichnen wir den Umriss mit geraden Linien nach.

Die Gesamtform bleibt uns zwar erhalten, die Rundungen jedoch wirken kantiger. Einige gerade Linien lassen wir weiter in die Figur laufen und erreichen damit unsere gewünschte geringe Dreidimensionalität, die später durch Schattierungen noch verstärkt wird.

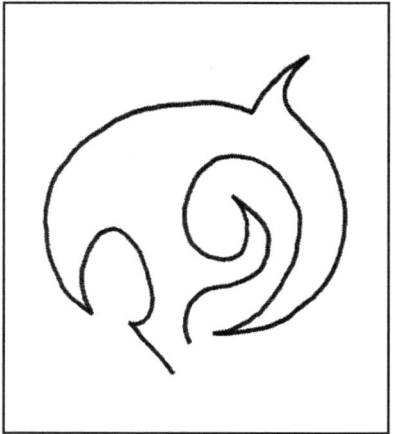 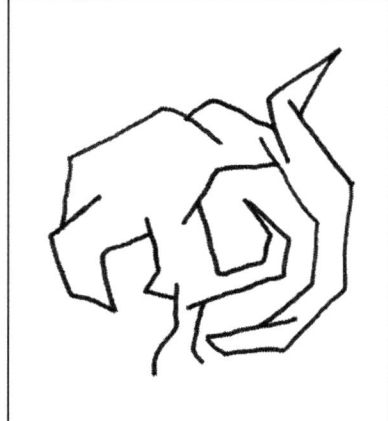

DIESER TEIL DES MOTIVS wirkt sehr skurril, da er knochig und undefinierbar erscheint. Es erinnert lediglich an eine Form, der der Wirbelsäule sehr ähnelt, oder vielleicht einem gefährlichen Stachel. Auf jeden Fall wirkt diese Form sehr bedrohlich.

Diesen Effekt erreichen wir, indem wir unsere Kurve in einzelne Teile gliedern. Der Abstand der einzelnen Linien voneinander wird durch die jeweilige Dicke des Tribals bestimmt.

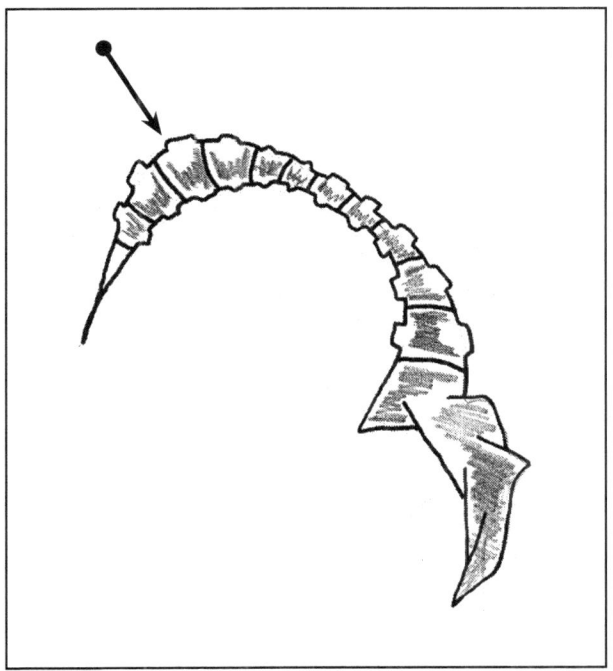

DURCH EINE SCHATTIERUNG in den einzelnen Teilen, die wir bestimmt haben, entsteht eine visuelle Räumlichkeit. Die Strichführung der Schattierung muss mit der Form geführt werden.

Das bedeutet in unserem speziellen Fall, dass es bei einer Weiterführung der Striche aussehen würde, als würden sie die Figur umschlingen. Ähnlich ist es auch bei anderen Formen zu handhaben.

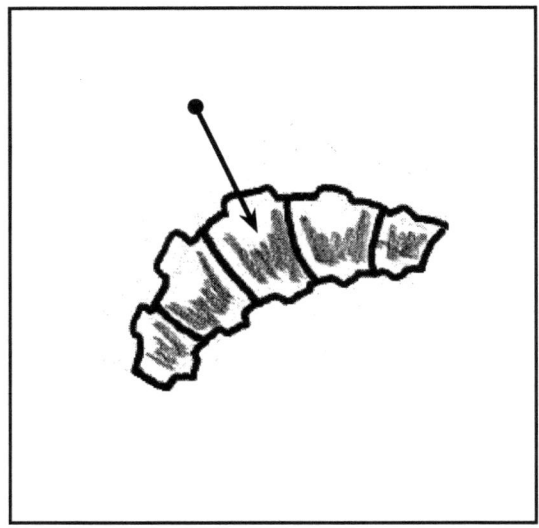

IM NÄCHSTEN SCHRITT beziehen wir uns auf die Gesamtschattierung sowie auf Verfeinerungen durch das Einbringen von Einschlüssen, Vertiefungen, Bläschen usw.

EINSCHLÜSSE SIND KLEINE VERTIEFUNGEN und verdeutlichen die raue, kantige Oberfläche. Man zeichnet einfach einen sich nicht schließenden Kreis und schattiert ihn innerhalb entlang der Linie, um die Tiefe des Einschlusses zu verdeutlichen.

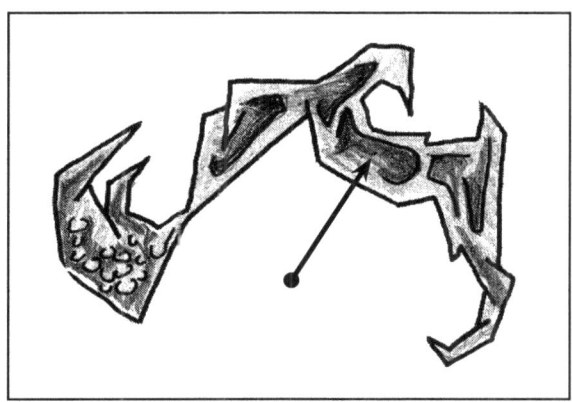

MIT BLASEN ODER VIELEN BLÄSCHEN assoziieren die meisten etwas Ekliges, da es beim Menschen meist bei Hautkrankheiten auftritt. Wir zeichnen viele kleine Kreise, die sich aneinander reihen. Diesmal schattieren wir jedoch um die Kreise, da diese keine Vertiefungen, sondern Wölbungen sind.

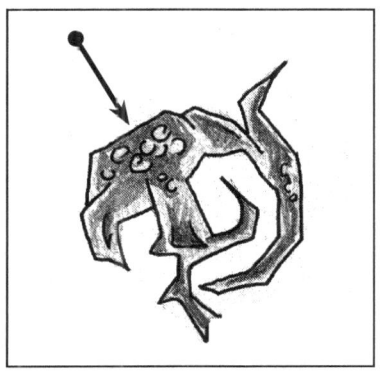

DIESES MOTIV ist eine Kombination aus einem simplen Motiv mit einem Tribal und wirkt wie ausgeschnitten.

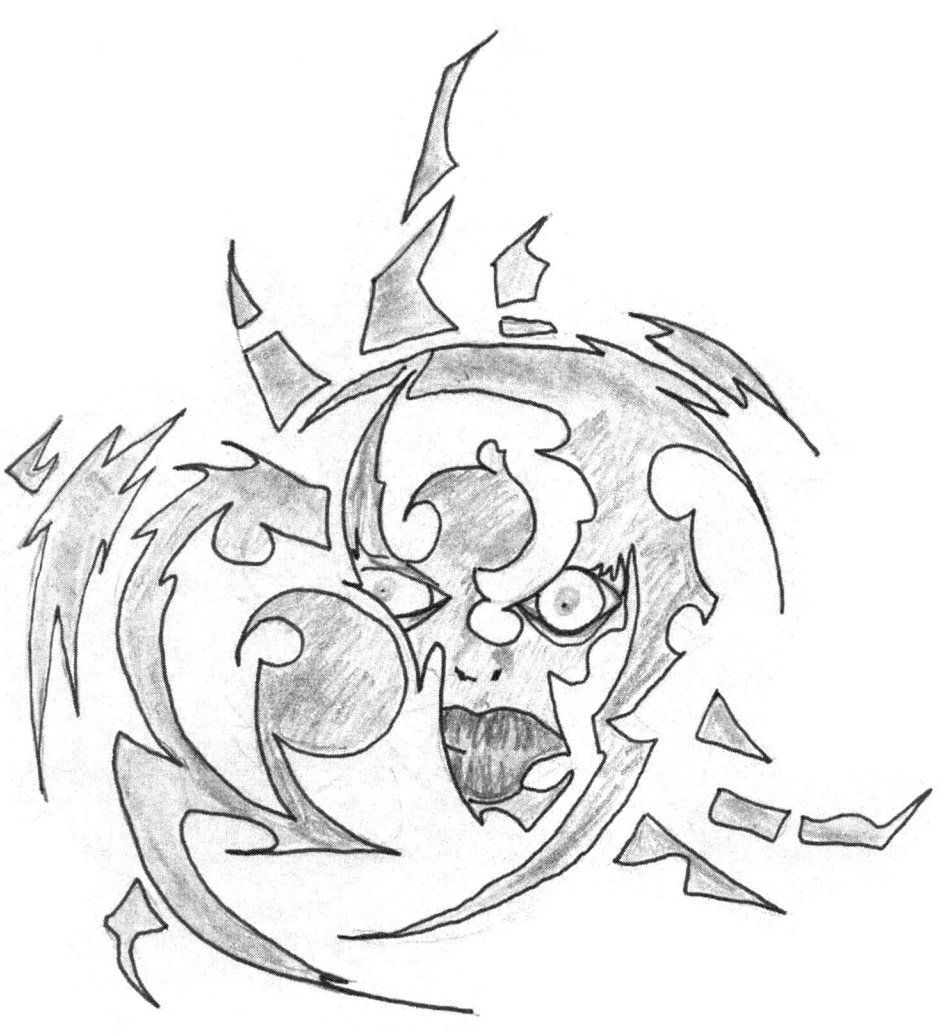

Es BESTEHT aus einem einfachen Bild - dem späteren Hintergrundbild - und dem tribalartigen Ausschnitt. Es scheint, als wäre ein vorgegebenes Bild von einem Tribal begrenzt beziehungsweise ausgeschnitten.

Um diese Art der Gestaltung zu erreichen, denken wir uns ein einfaches Hintergrundbild aus und zeichnen am besten wieder mit einem schwarzen Stift nach.

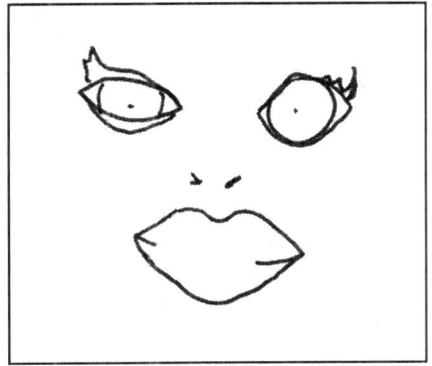

BEIM NÄCHSTEN SCHRITT zeichnen wir uns auf einem anderen Blatt das Tribal. In unserem Beispiel bestehen die einzelnen Rundungen aus teilweise kleinen Geraden.

Das Blatt mit dem Tribal legen wir auf unser Motiv und legen es so hin, dass zwar einige Teile durch das Tribal verdeckt sind, wesentliche Grundzüge aber erhalten bleiben.

Alles was im Tribal von unserem Motiv zu sehen ist, wird nachgemalt. So entsteht der Effekt, als würde das Bild durch unser Tribal geschnitten und begrenzt.

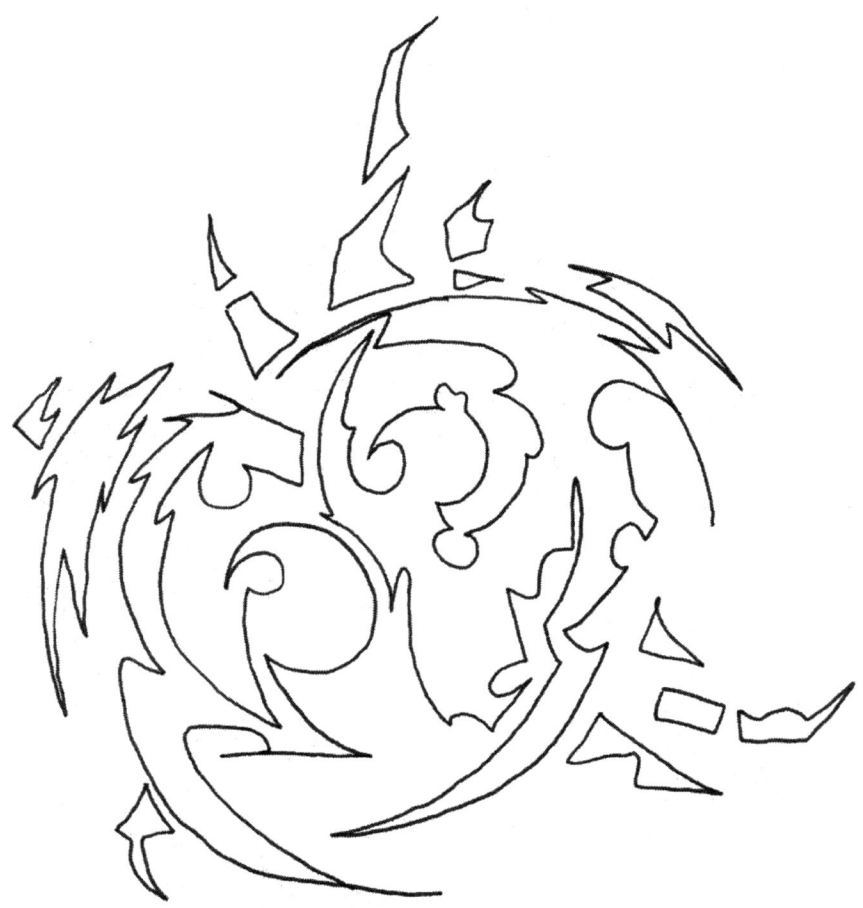

DIESES SELTENE MOTIV erinnert an einen mechanischen Gegenstand, da er metallisch wirkt und Elemente wie Schrauben und Schaltkreise angedeutet sind.

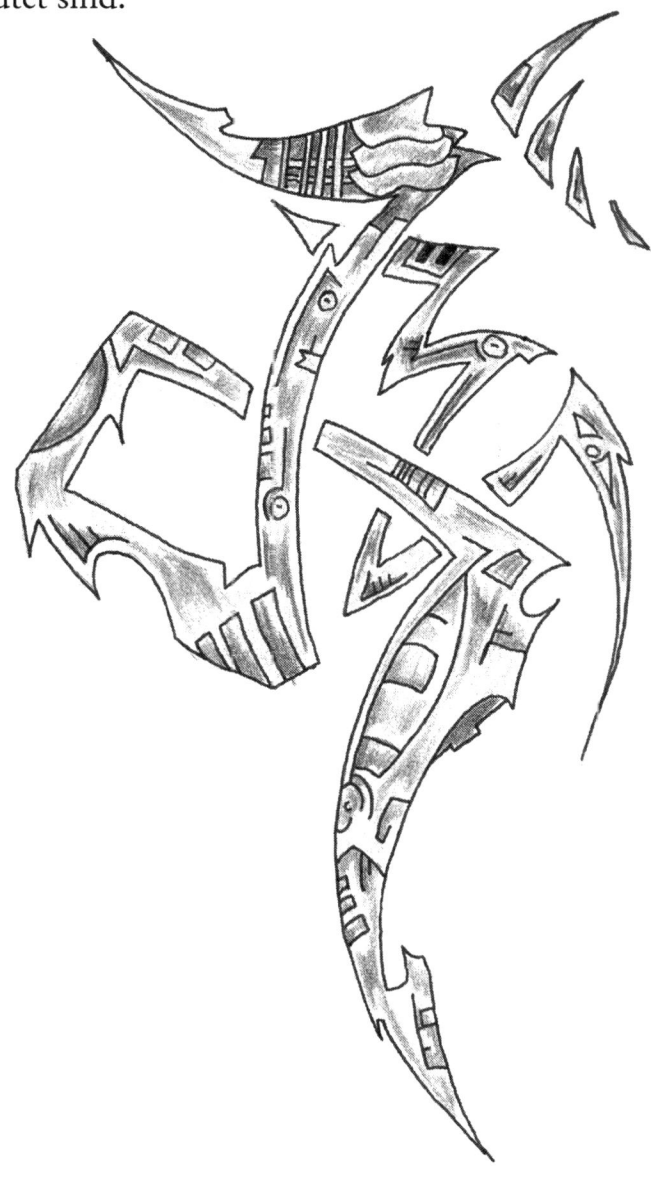

DIESEN EFFEKT des vorher angegebenen Beispiels findet man eher selten. Das Tribal erinnert an etwas Mechanisches oder Metallisches. Es fließen Elemente ein, die wir aus Filmen und Comics kennen. Im Bereich des Science-Fiction finden wir die meisten Hilfen, wenn man sich beispielsweise Roboter und technische Ausrüstung anschaut. Sie bestehen meistens aus Metall und sind mit Schrauben, Schaltkreisen, Schläuchen und Riefen ausgestattet.

Metall hat die Eigenschaft - gerade im polierten Zustand - unregelmäßig Licht zu reflektieren. Dadurch erscheint es meist in einem bläulich-silbrigen Farbton. Die dunkle Schraffur sollte nicht bis an die Linien gehen und unregelmäßig auftreten.

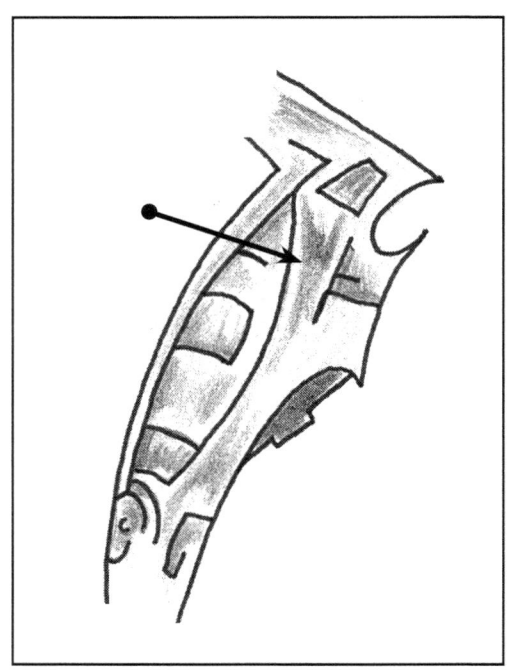

GRUNDSÄTZLICH sollte die Schraffur zu den Seiten hin flächenmäßig größer sein. Hellere Stellen zeigen wieder Wölbungen, die nach außen gehen bzw. herausstehen.

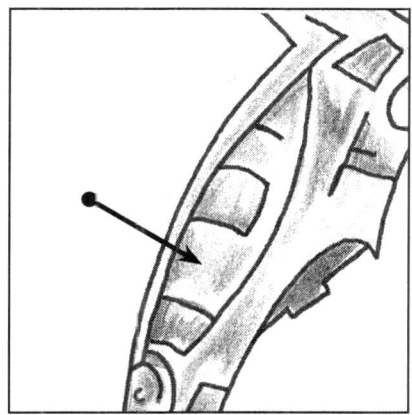

DIESE ART DER DARSTELLUNG eines Tribals ist zwar relativ selten, aber auf jeden Fall ist es eine Anregung für jene, die nach einem individuellen und ungewöhnlichen Motiv suchen.

DIESES TRIBAL ZEIGT, wie man mit einfachen Effekten ein Motiv gestalten kann. Zu den Spitzen hin wird es dunkler und bringt so eine gewisse Spannung ins Bild.

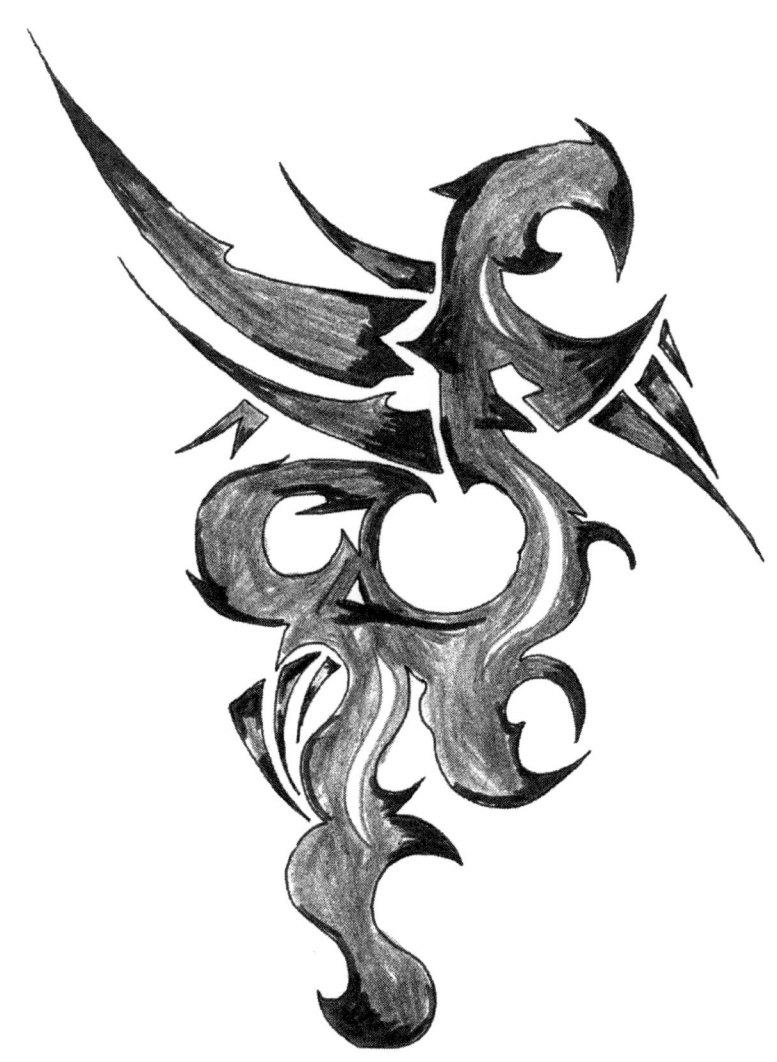

KENNZEICHNEND bei diesem Motiv sind die harten Abgrenzungen innerhalb des Tribals, die es als scharfen Gegenstand erscheinen lassen.

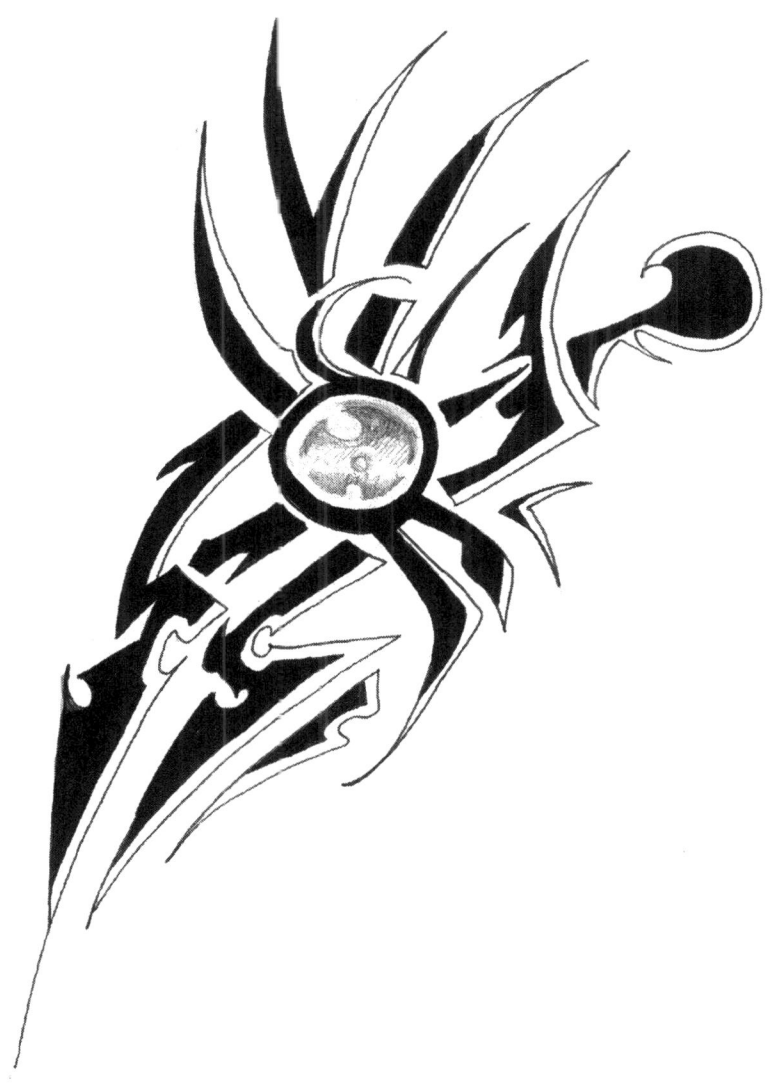

DURCH EINE BESTIMMTE SCHRAFFUR wie bei diesem Beispiel erreicht man eine ungewollte Komposition aus Licht und Schatten. Dadurch wiederum entsteht eine gewisse dreidimensionale Assoziation. Dunkle Stellen bewirken die Tiefe, hellere Stellen dagegen Wölbungen.

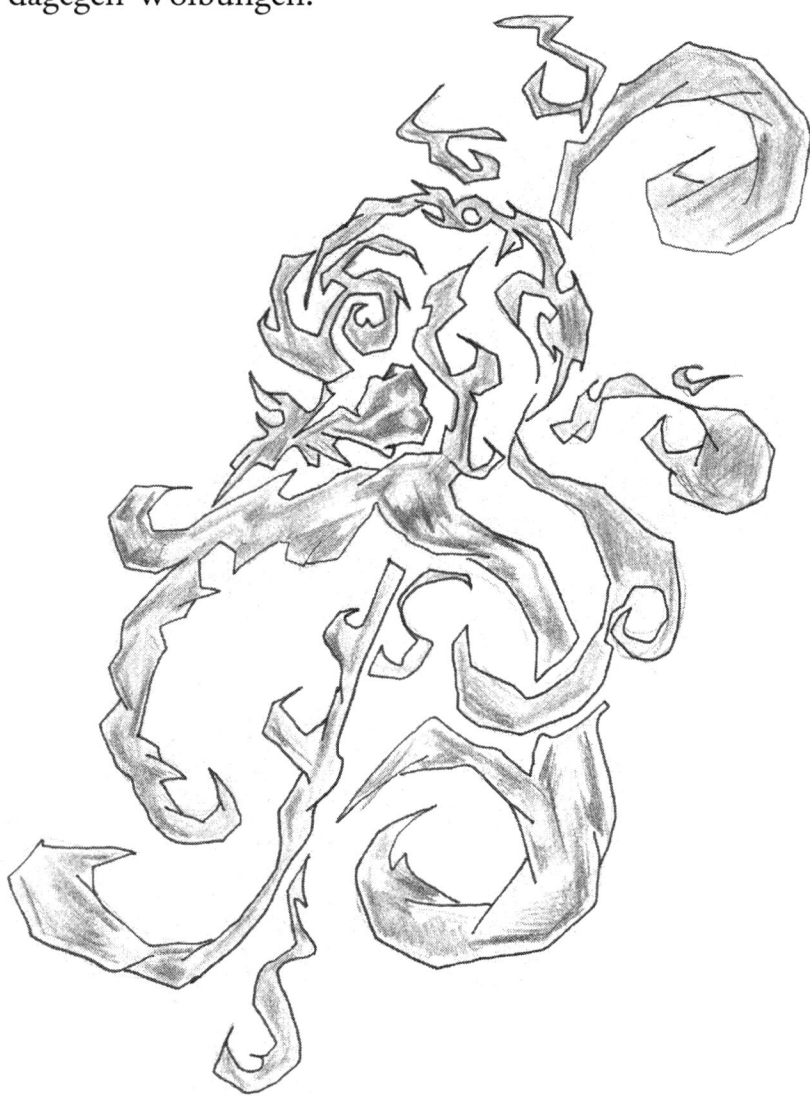

Zeichen und Symbole

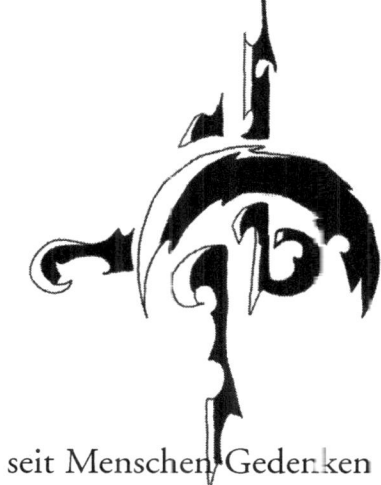

ZEICHEN UND SYMBOLE gibt es schon seit Menschen Gedenken und sind mit die älteste Ausdrucks- und Verständigungsform. Die Menschen dachten sich verschiedene Formen aus und schrieben ihnen dann meist eine mystische Bedeutung zu, die sie vor Geistern schützen oder Glück bringen sollte. Inspiration gab ihnen dabei die nähere Umgebung, also meist Tiere, Pflanzen und einzelne menschliche Körperteile.

Bei tierähnlichen Symbolen zum Beispiel sollten die tugendhaften Eigenschaften eines bestimmten Tieres auf denjenigen übergehen, der sich mit dem Symbol schmückte. Man kann Symbole auf Amuletten, Talismanen und als Körperschmuck finden. Zeichen und Symbole, die die Aufgabe hatten, böse Geister abzuwehren, zierten in manchen Kulturen die eigenen Häuserwände.

Talisman und Amulette sind magische Symbole, die man immer mit sich trägt, wobei das Amulett Böses von einem fern halten soll. Der Talisman dagegen soll alles Gute und Positive aus der näheren Umgebung auf den Besitzer des Amulettes übertragen.

Einige Völker schmückten sich mit Elementen wie zum Beispiel Waffen, um den Gegner in Angst und Schrecken zu versetzen, aber auch um Böses mit seinen eigenen Waffen zu bekämpfen.

Adler

WER DEN ADLER schon einmal
genau beobachtet hat, den wird
es nicht wundern, dass er in so
vielen Kulturen als starkes und
anmutiges Tier verehrt wird.
Seine Stärke, seine Ausdauer,
seine Greifkraft und Sehkraft
sind Gründe für seine enorme
Popularität.

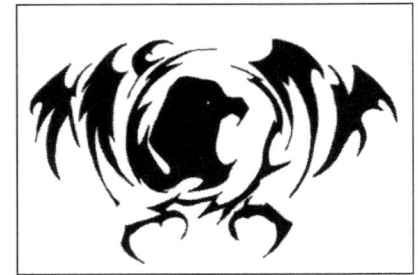

Ankh

DIESES SYMBOL ist sehr bekannt,
wobei die wenigsten wissen, was
es eigentlich bedeutet oder woher
es stammt. Ankh ist ein altes
ägyptisches Zeichen und steht für
das ewige Leben. Es symbolisiert
die Unsterblichkeit ägyptischer
Götter und zeigt die Lebens-
schleife. Darüber hinaus stellt
es die Elemente des Lebens, die
Sonne, den Himmel und die Erde
dar.

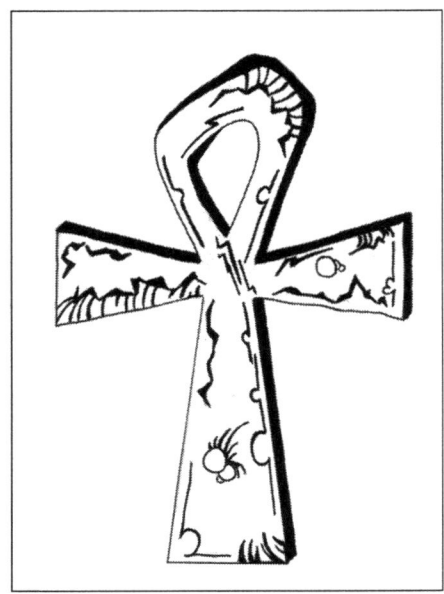

Apfel

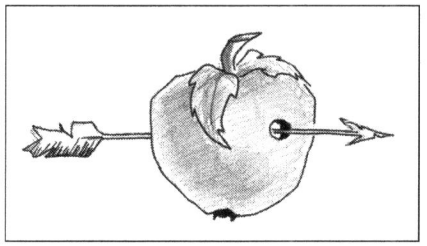

DER APFEL spielt eine wichtige Rolle in der Geschichte fast aller Völker. Man findet ihn im Garten Eden und er steht für die Fruchtbarkeit und substantielle Verbundenheit im Leben vereinigter Wesen.

Auge

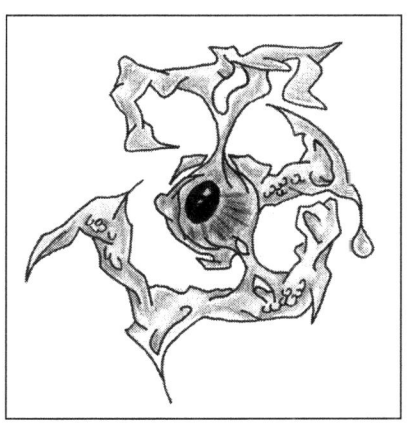

DAS AUGE ist ein wichtiges Sinnesorgan und in der Lage, hell und dunkel wahrzunehmen. Wird einem das Augenlicht genommen, nimmt man ihm auch die Lebenskraft. Es steht für die Erleuchtung, Wachsamkeit und Weisheit.

Biene

„FLEISSIG WIE EINE BIENE" ist eine Redewendung, die jedem sehr geläufig sein dürfte. Die Biene ist ähnlich der Ameise sehr nützlich und ihre Stärke liegt in ihrem Sinn für die Gemeinschaft. Sie ist einzeln zwar relativ ungefährlich, im Verband und unter Verwendung des Stachels jedoch ein sehr wehrhaftes Tier.

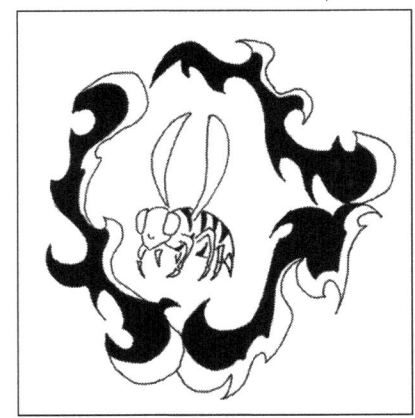

Blitz

DER BLITZ ist eine Naturgewalt, die den Menschen seit je her bewegte. Die Kraft des Blitzes schien für den Menschen unbezwingbar und ließ den Gedanken an eine höhere Macht aufkommen. Blitze deutete man als Wutausbrüche der Götter und sah sie als eine gefährliche Waffe.

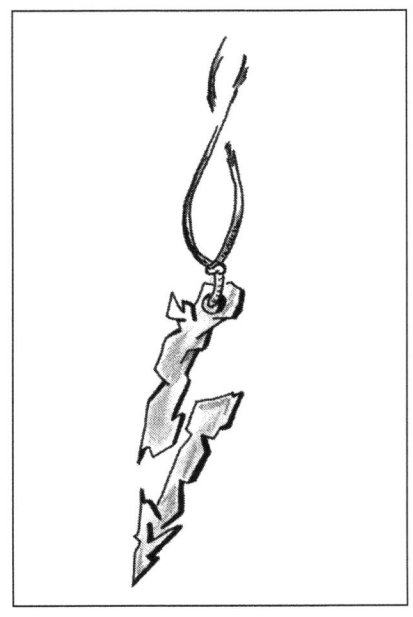

Blumen

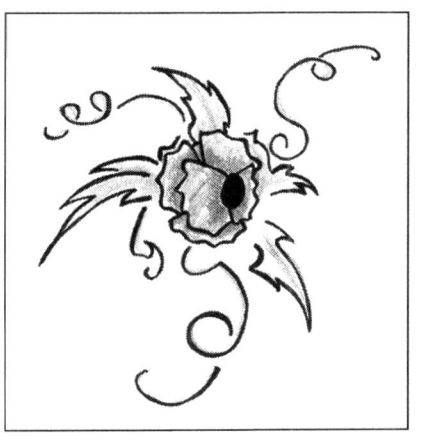

BLUMEN bestechen seit alters her durch ihre wunderschönen Formen und Farben. Sie stehen bei den meisten Völkern für Schönheit, Weiblichkeit und den Frühling. Freundliche Ab- sichten bekundet man mit Blumen.

Drachen

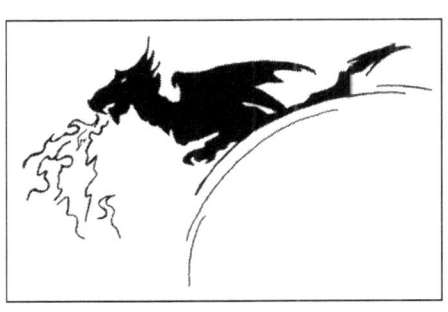

IN DER CHINESISCHEN KULTUR wird der Drachen hoch geehrt (Tag des Drachens). Er soll der chinesischen Mythologie nach Glück bringen. Er steht für Mut und Kraft.

Dreiecke

DREIECKE finden wir in Symbolen vieler Völker wieder. Sie sollen das Böse und Unheil abwehren. Zeigt die Spitze nach oben, stehen sie fürs Männliche, nach unten fürs Weibliche.

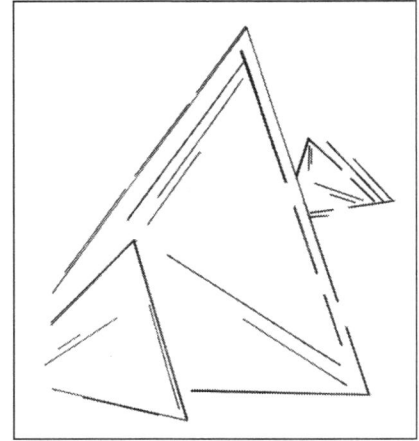

Ei

DAS EI ist das Symbol des Lebens und der Geburt. Beim traditionellen Osterfest beispielsweise spielt das Ei eine wesentliche Rolle und steht für die Auferstehung Jesu.

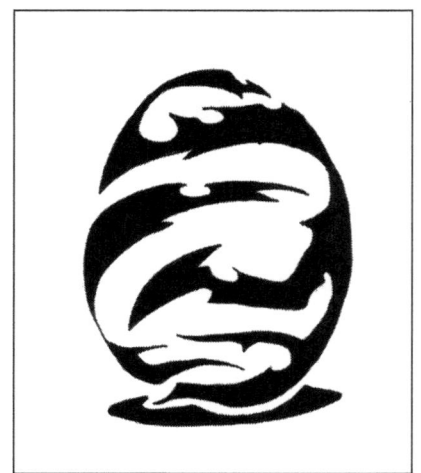

Energie

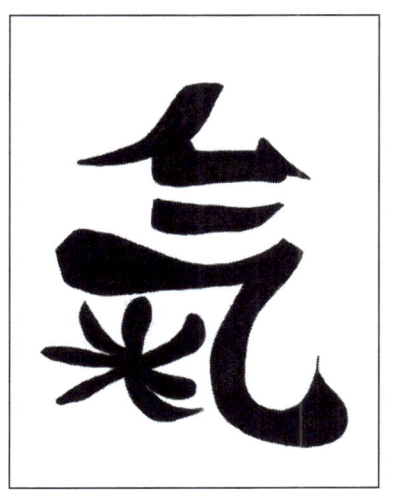

DAS CHINESISCHE ZEICHEN für Energie, Chi, ist von der Bedeutung ähnlich dem chinesischen Zeichen der Kraft, wobei man diese trotzdem trennen sollte. Energie kann die geistige Inspiration sein und deren Ausmaße.

Feuer

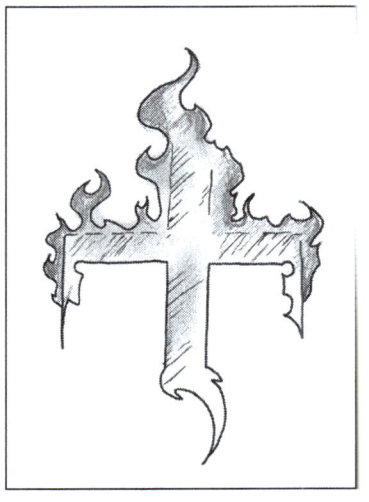

DAS FEUER kann zweierlei Bedeutung haben. Zum einen steht es für positive Wärme und ein wichtiges Element des Lebens, zum anderen für eine todbringende Gewalt und Eigenschaft der Hölle.

Fledermaus

IM EUROPÄISCHEN RAUM verbreitet die Fledermaus unberechtigterweise Angst und Unbehagen. Grund dafür ist, dass Fledermäuse Höhlentiere sind und nur in der Nacht agieren. Weiterhin wird dieser Mythos durch die Fehlannahme bestärkt, sie seien Blutsauger. Da Fledermäuse Höhlentiere sind, symbolisieren sie die Vorboten zum Reich des Jenseits.

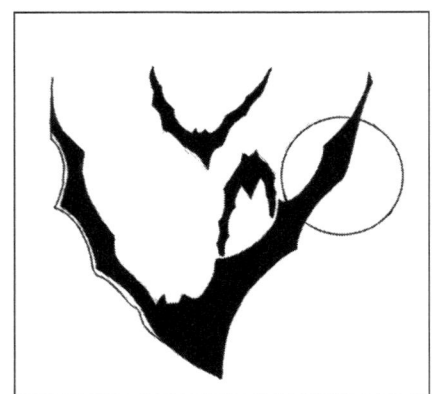

Hammer

DER HAMMER symbolisiert Kraft und Stärke. Durch seine Hebelwirkung wird eine starke Kraftumsetzung ermöglicht. In der nordischen Mythologie wird dem Hammer eine enorme Stärke zugesprochen. Der mächtige Gott des Donners, Tor, benutzte ihn für die Durchsetzung seines Willens.

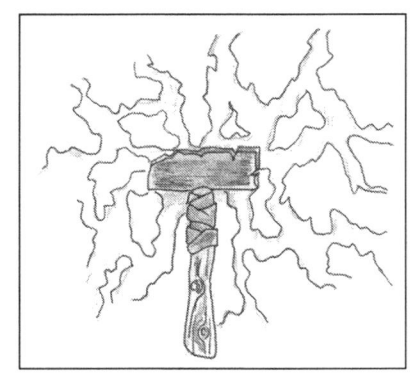

Herz

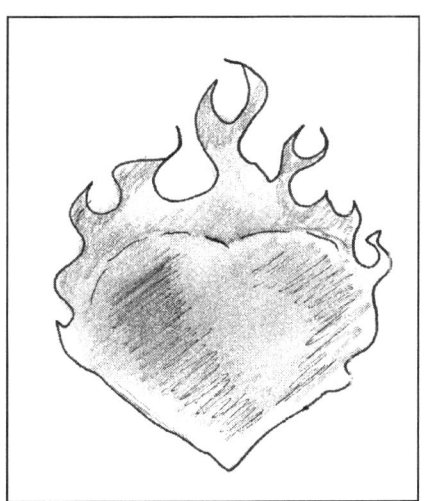

Das Herz ist ein wichtiges Lebensorgan und gilt in vielen Kulturen als Mittelpunkt und Zentrum des Lebens. Sinnesorgane und Gefühle laufen demnach über das Herz und Gedanken über das Hirn. Dem „Herz folgen" bedeutet, die Gedanken auszuschalten, auf innere Gefühle zu vertrauen und dem Instinkt zu folgen.

Kreuz

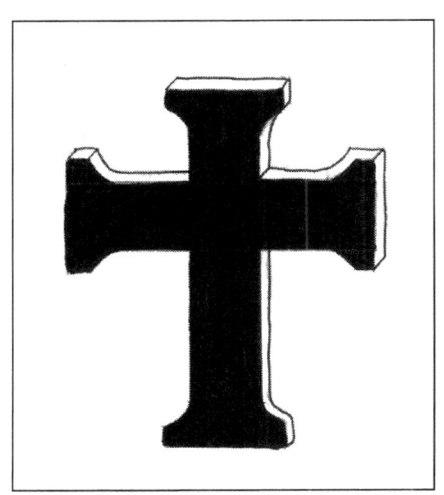

Das Kreuz ist vom Prinzip her eine relativ einfache Konstruktion, die aus einer vertikalen und einer horizontalen Linie besteht. Im Christentum ist das Kreuz das Sinnbild der Kreuzigung Jesu und wichtiger Bestandteil der Christenlehre. Es zeigt den Zusammenhang zwischen dem Geistigen (vertikal) und dem Weltlichen (horizontal).

Mond

DER MOND ist ein wichtiges Element
in fast allen Mythologien, da seine
Kräfte in allen Teilen der Erde
zu spüren sind. Der Mond ist
verantwortlich für Ebbe und Flut. Er
steht für das Kommen und Gehen,
das Werden und Vergehen. Der
Vollmond beeinflusst die Gemüter
der Erdbewohner und kann zu ungewöhnlichen Handlungen verleiten.
Die Kraft des Mondes wird durch
Wolfsgeheul und Schlafwandler
unterstrichen und bestätigt den
Glauben an eine emotionale Wirkung des Mondes.

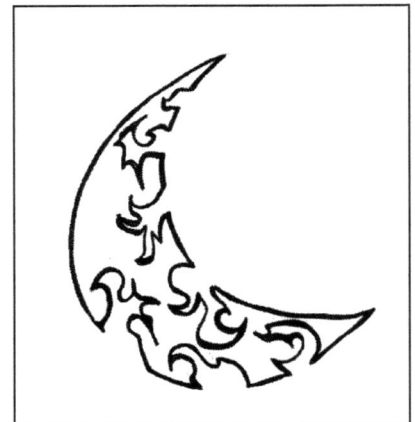

Pentagramm

DAS PENTAGRAMM soll böse und
unselige Geister fern halten oder
auch verbannen. Es ist beliebtes
Objekt bei mythischen Ritualen
und Geisterbeschwörungen, um
negative Nebenwirkungen zu
unterbinden. Der magische Stern
besteht aus fünf Ecken, die sich in
alle Richtungen strecken.

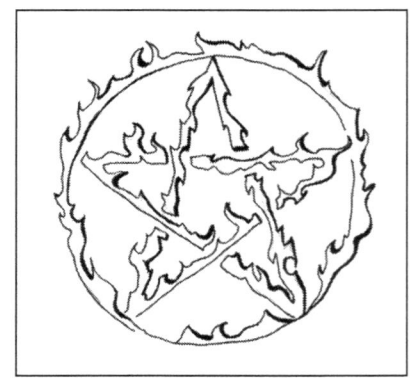

Sonne

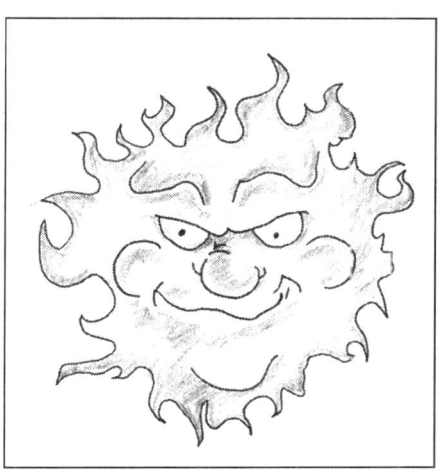

DIE SONNE ist das Symbol des Göttlichen, der Wärme und der überirdischen Intelligenz. Sie spendet Licht und Wärme und erhellt die Erde. Die Erleuchtung und das Göttliche spiegeln sich in der Sonne wider und sind das Gegenstück zum Dunklen und Bösen.

Yin und Yang

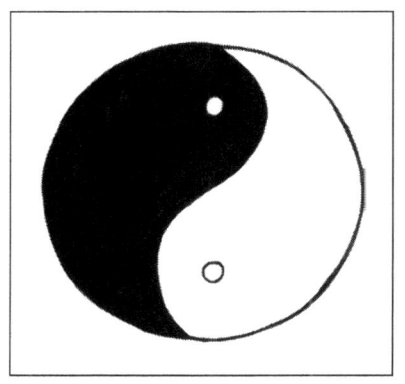

YIN UND YANG zeigen das harmonische Zusammenspiel zwischen Gut und Böse. Man sagt diesem Symbol nach, es stärke die Lebenskraft und erhelle den Geist. Das Zeichen besteht aus zwei Elementen, die zwei Fischen nachempfunden sind und eine abgerundete positive Gesamtheit bilden.

Motive

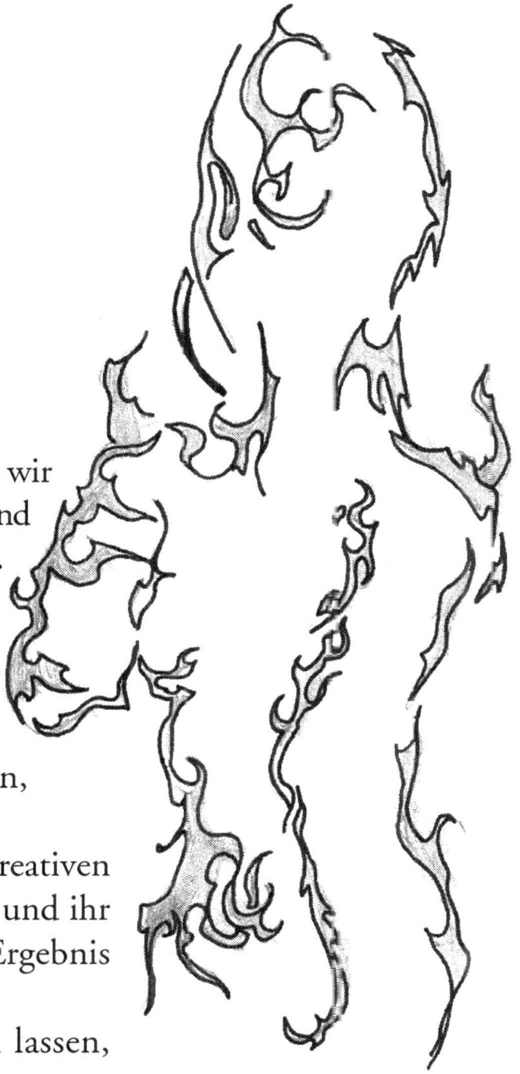

IM NUN FOLGENDEN BILDERTEIL zeigen wir
ein paar Motive, die euch Anregungen und
Ideen für euer eigenes Flash geben sollen.
Es beinhaltet viele unterschiedliche
Arten und Formen von Tribals, an
denen ihr euch orientieren könnt.

Ihr findet hier aber nicht nur Tribals,
sondern auch andere Tattoovorlagen,
die ihr ruhig benutzen dürft.

Lasst euch inspirieren und euren kreativen
Gedanken in jedem Fall freien Lauf und ihr
könnt euch bald auf ein positives Ergebnis
freuen.

Kleiner Tipp: Nicht entmutigen lassen,
wenn es nicht auf Anhieb klappt.

Viel Erfolg!

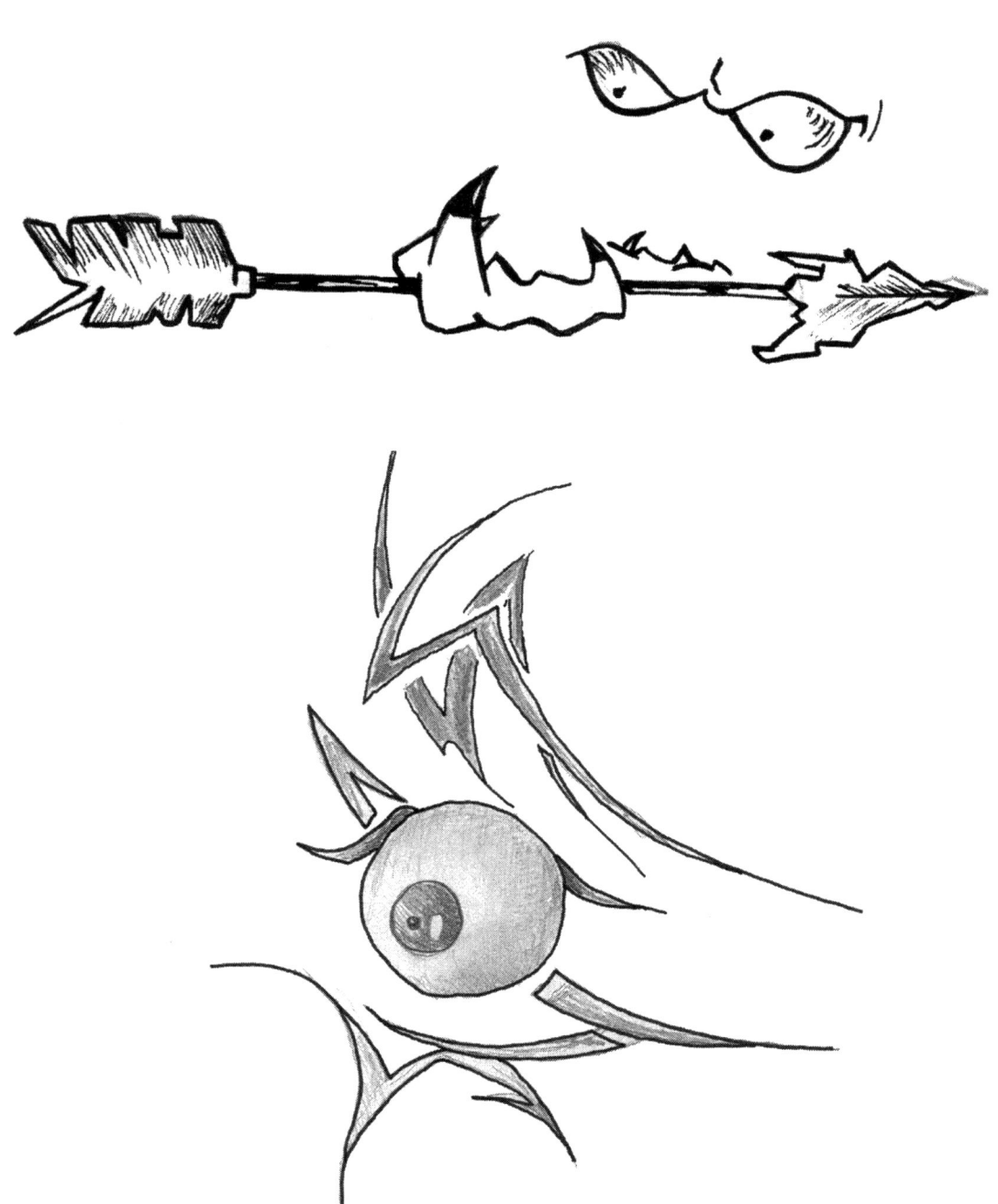

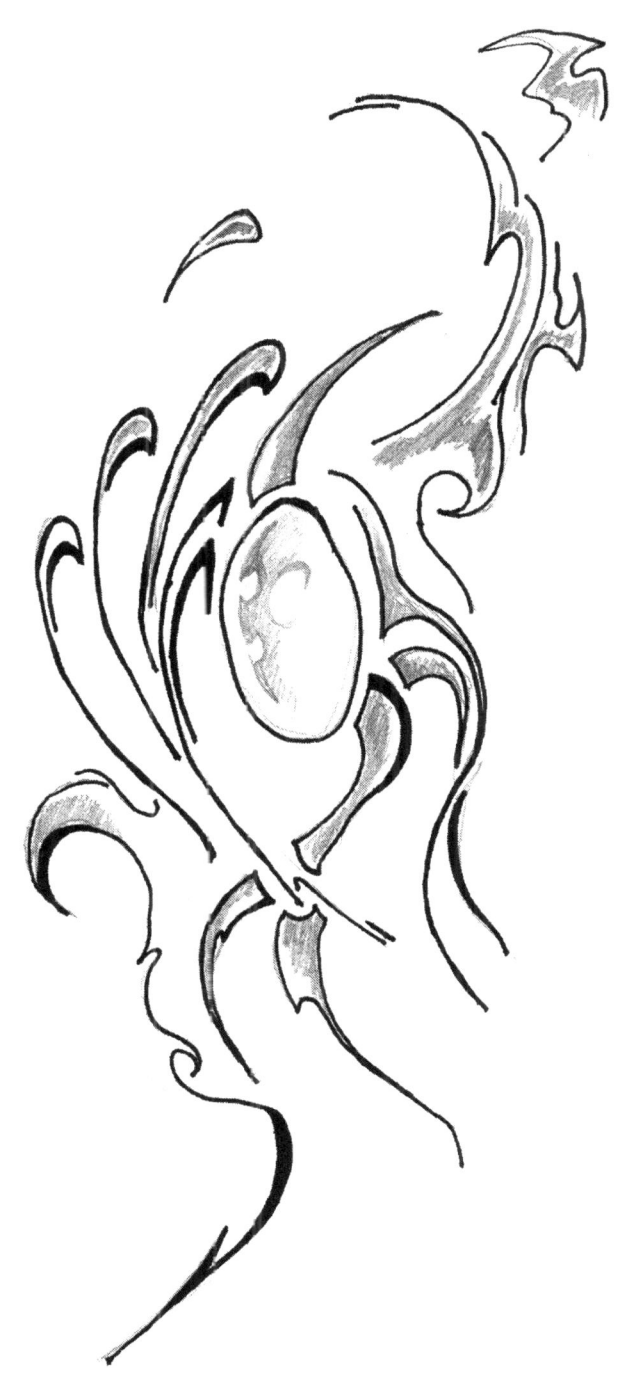

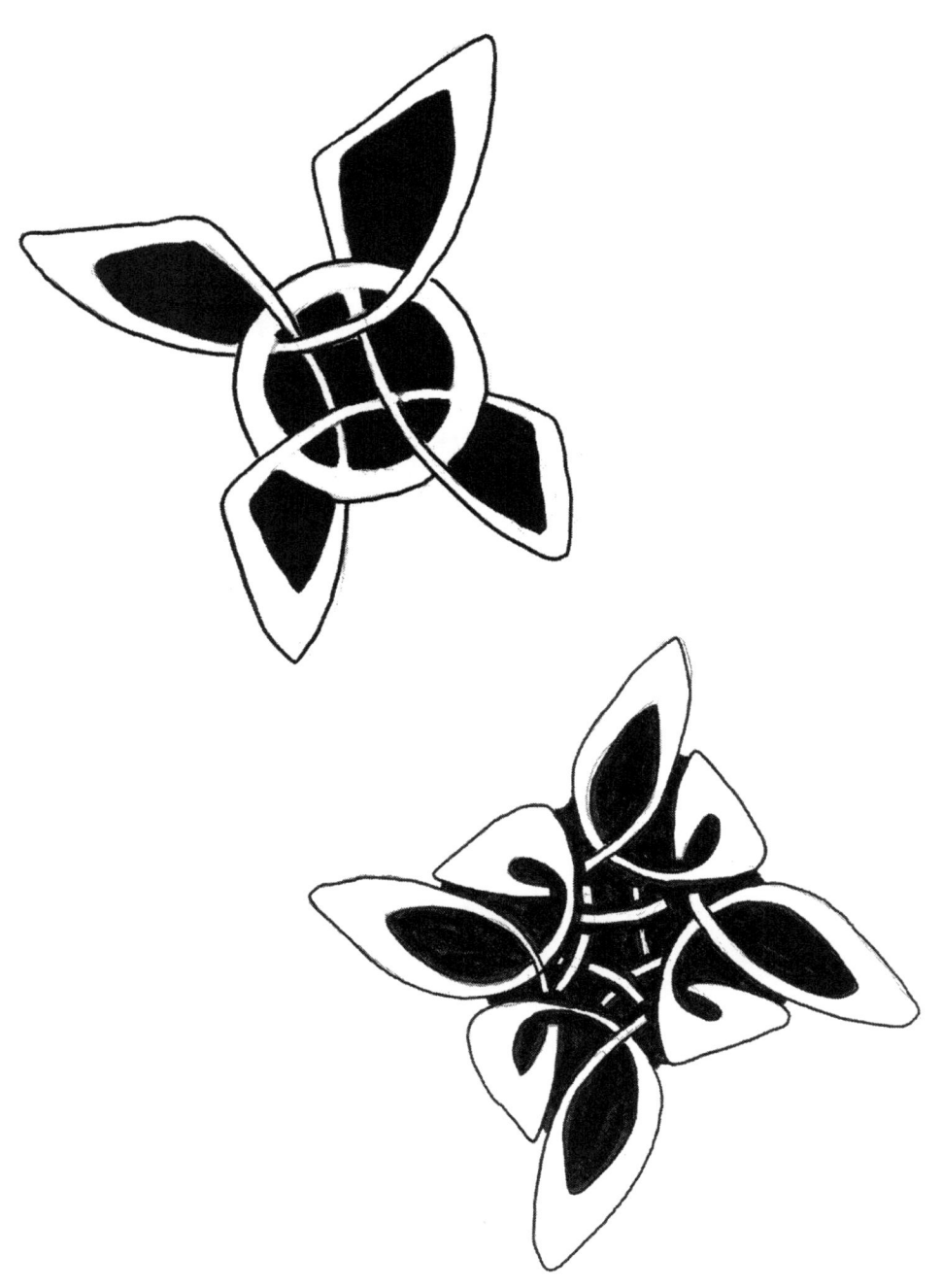

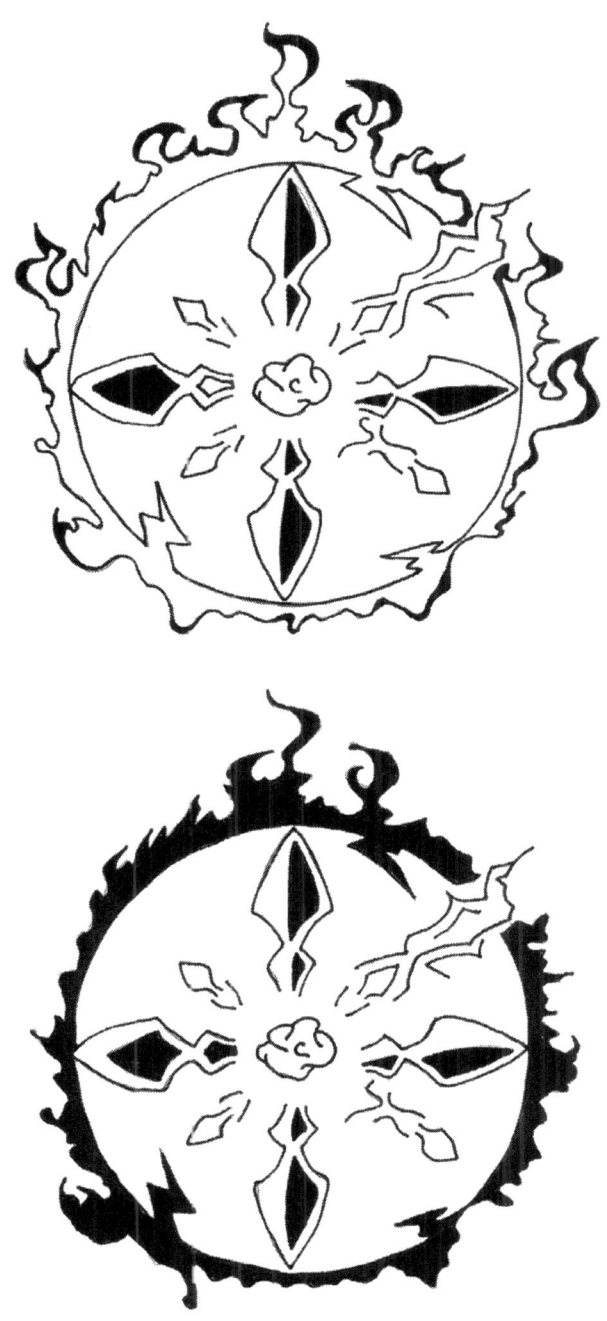

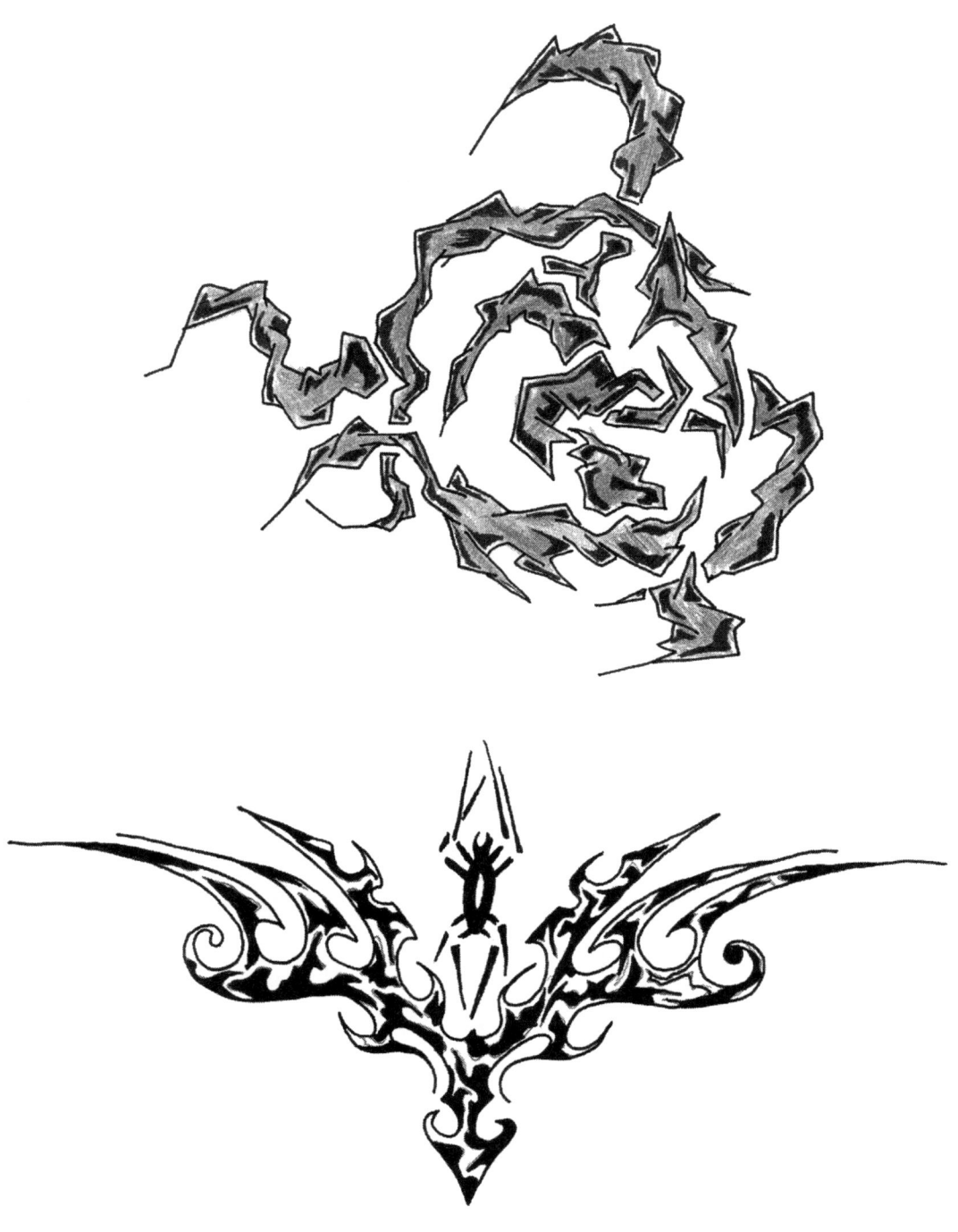

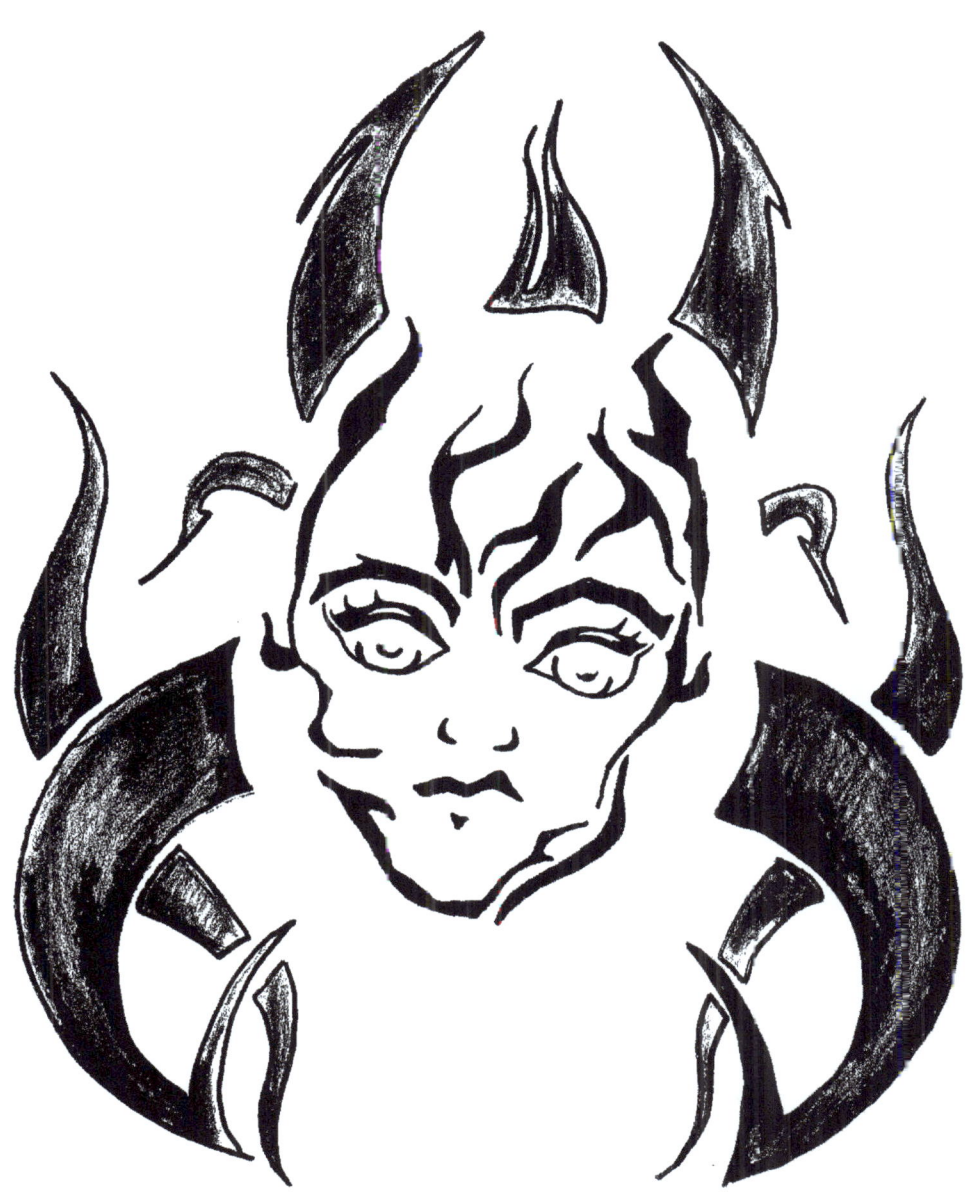

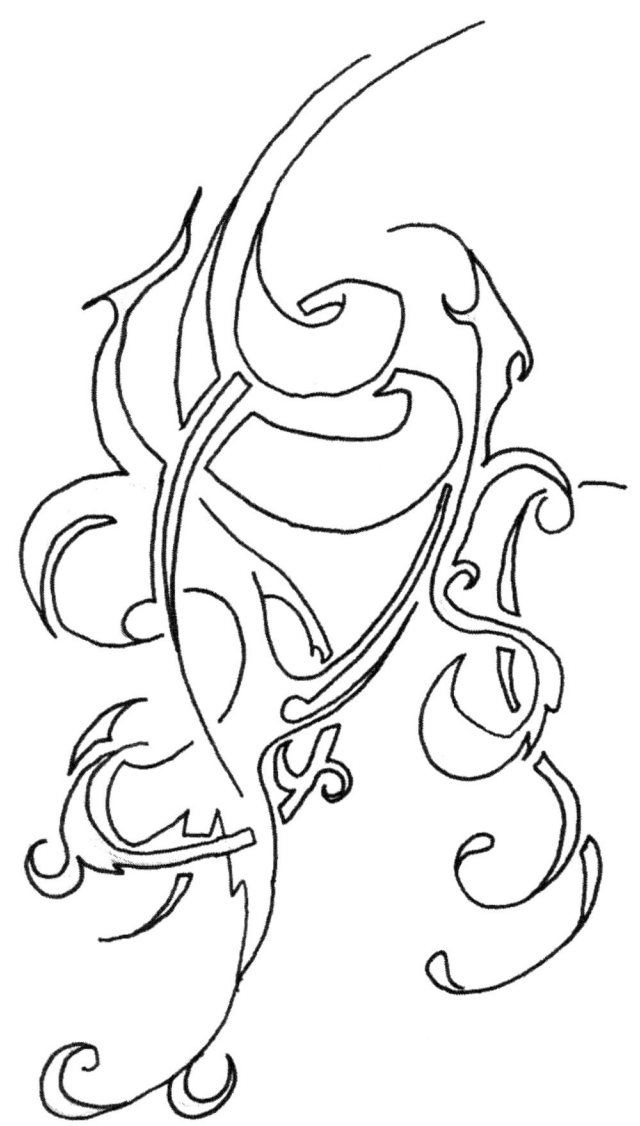

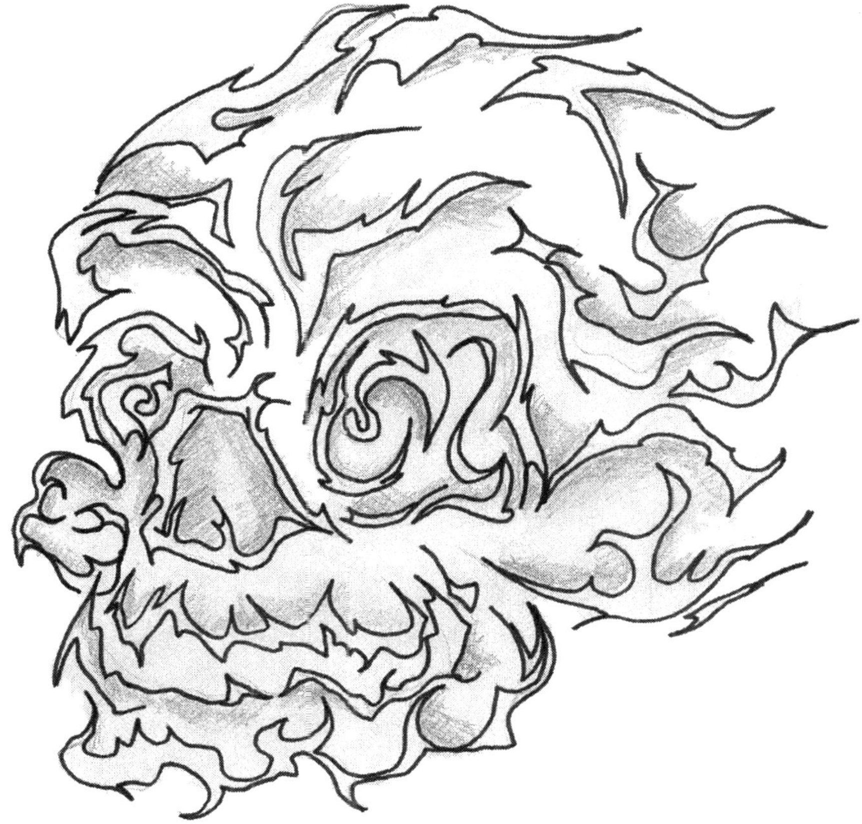

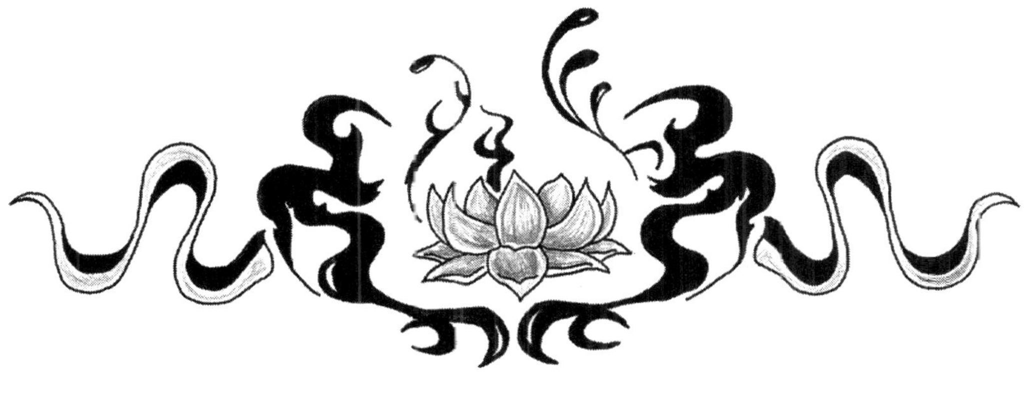

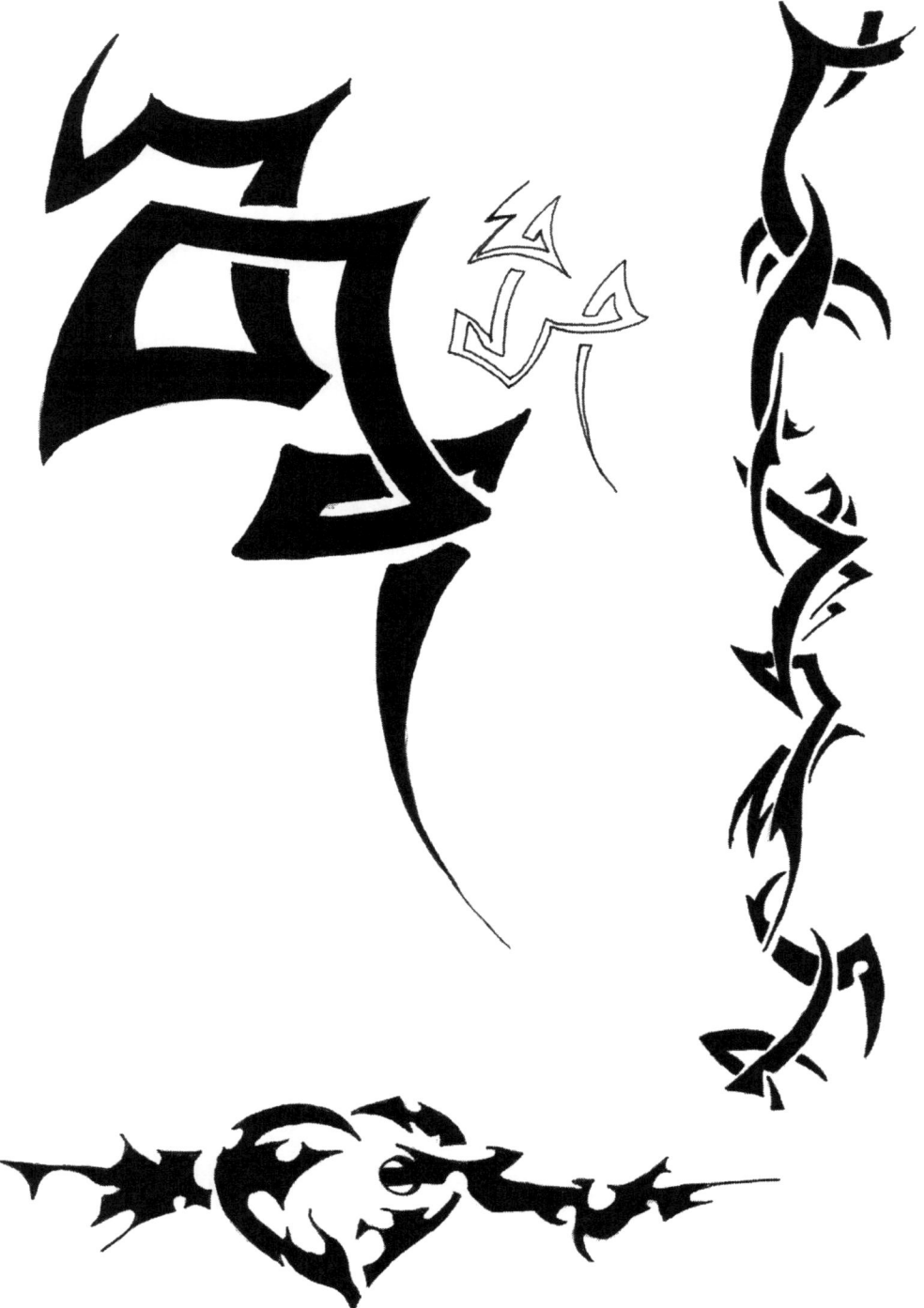

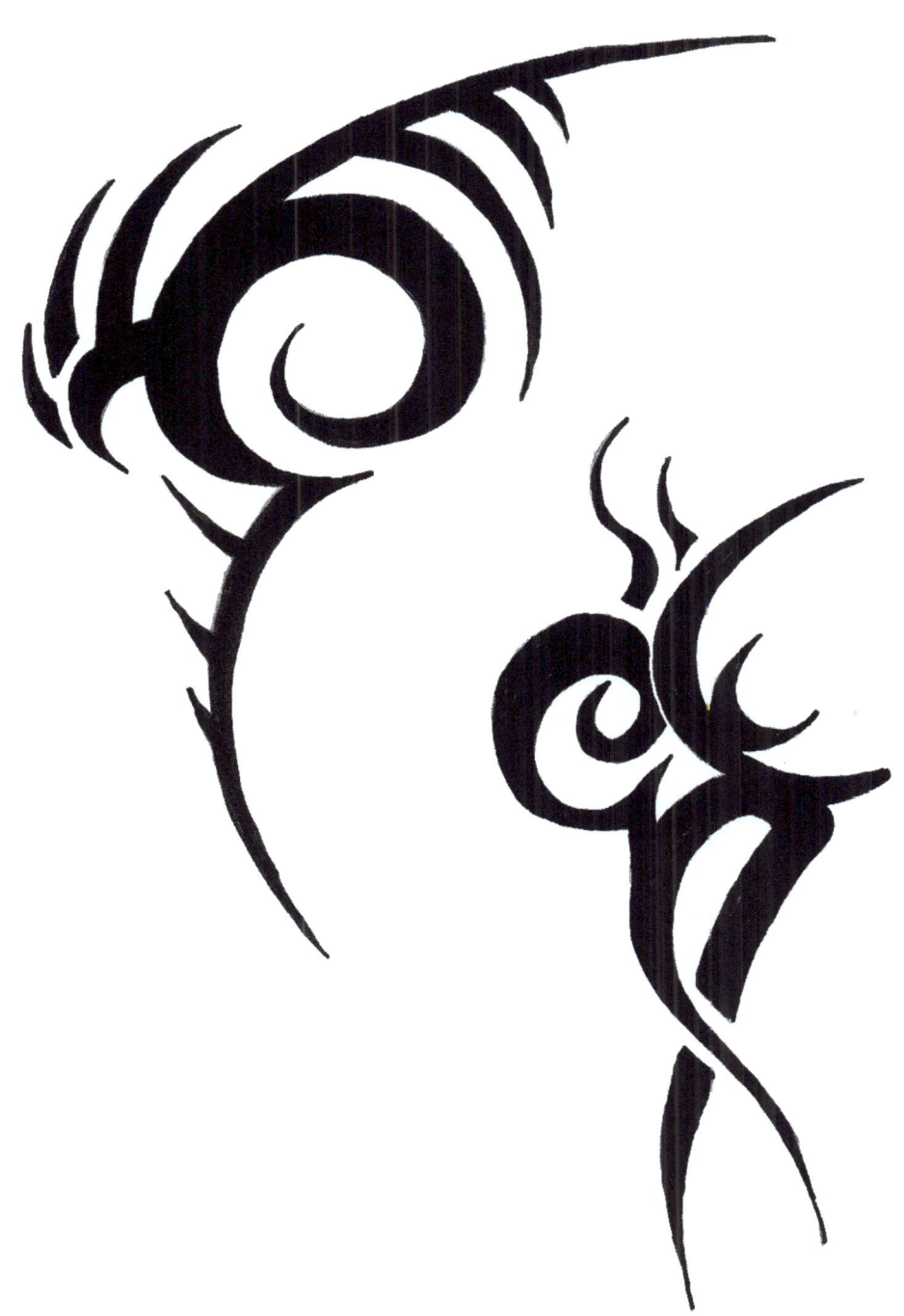

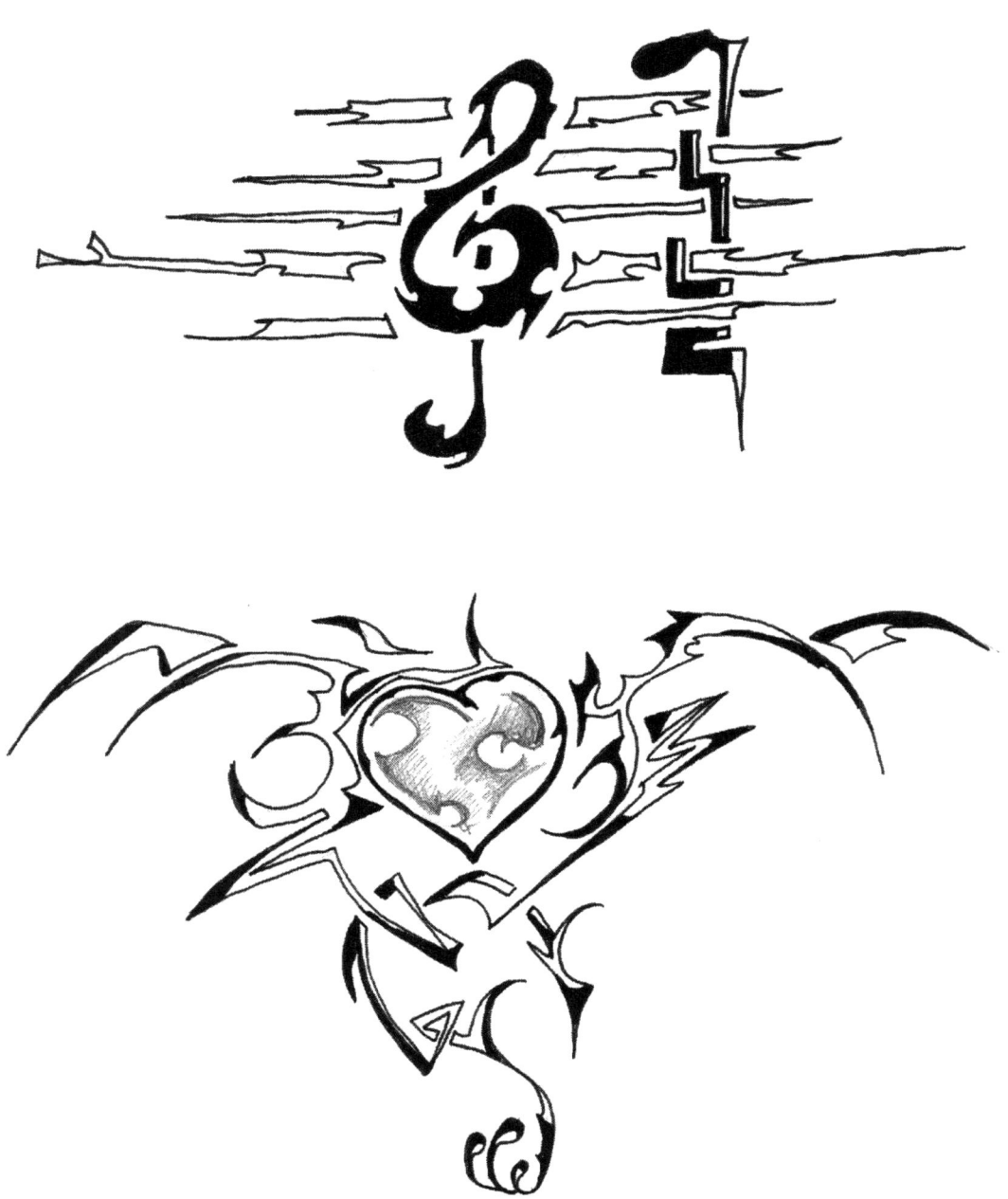

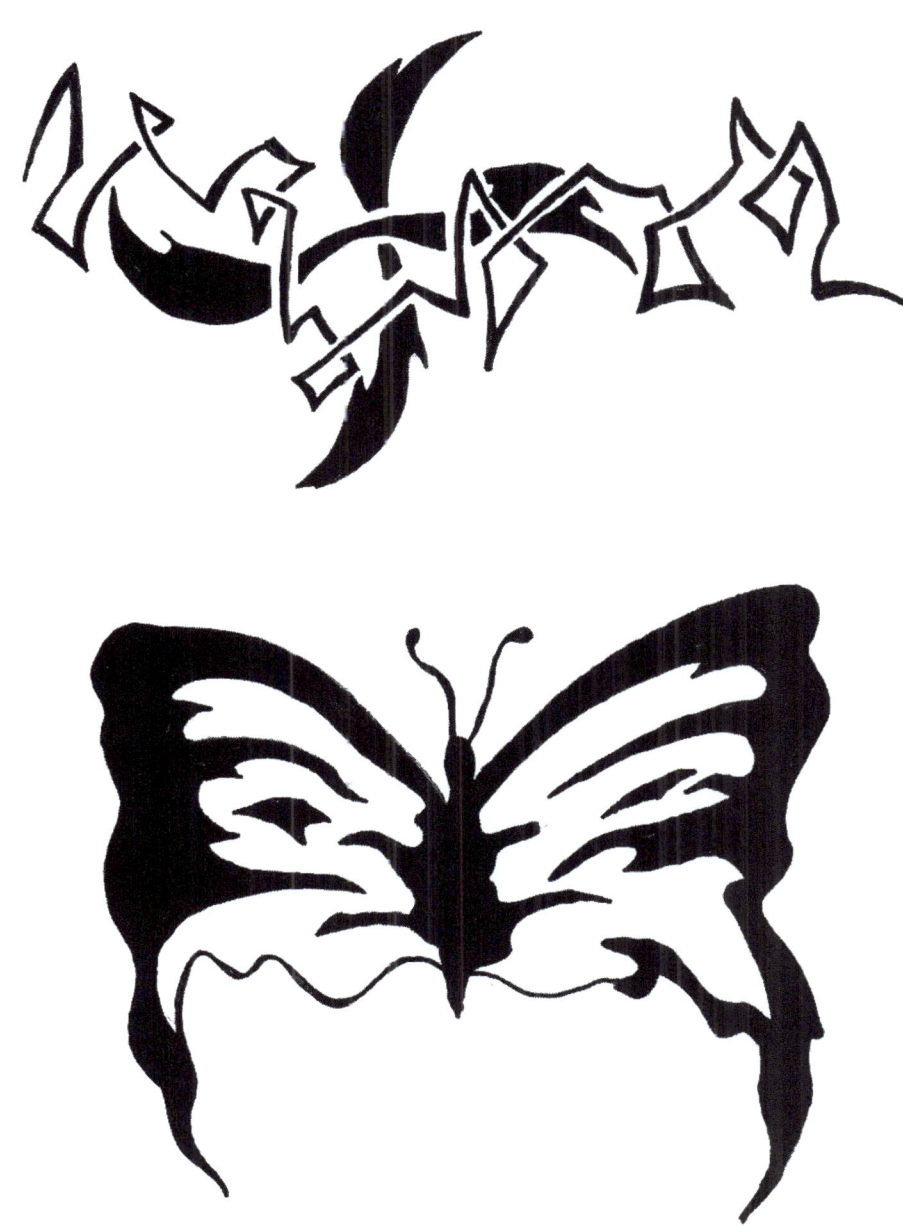

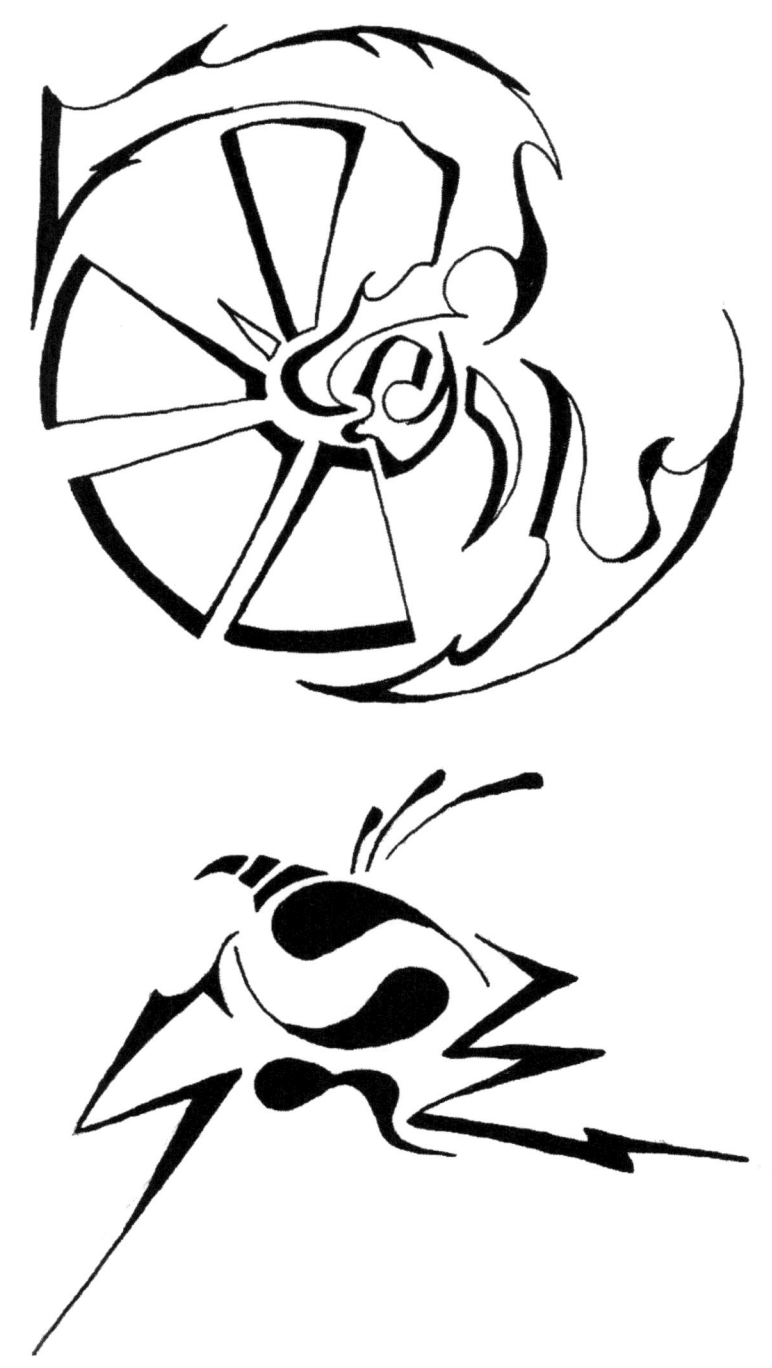

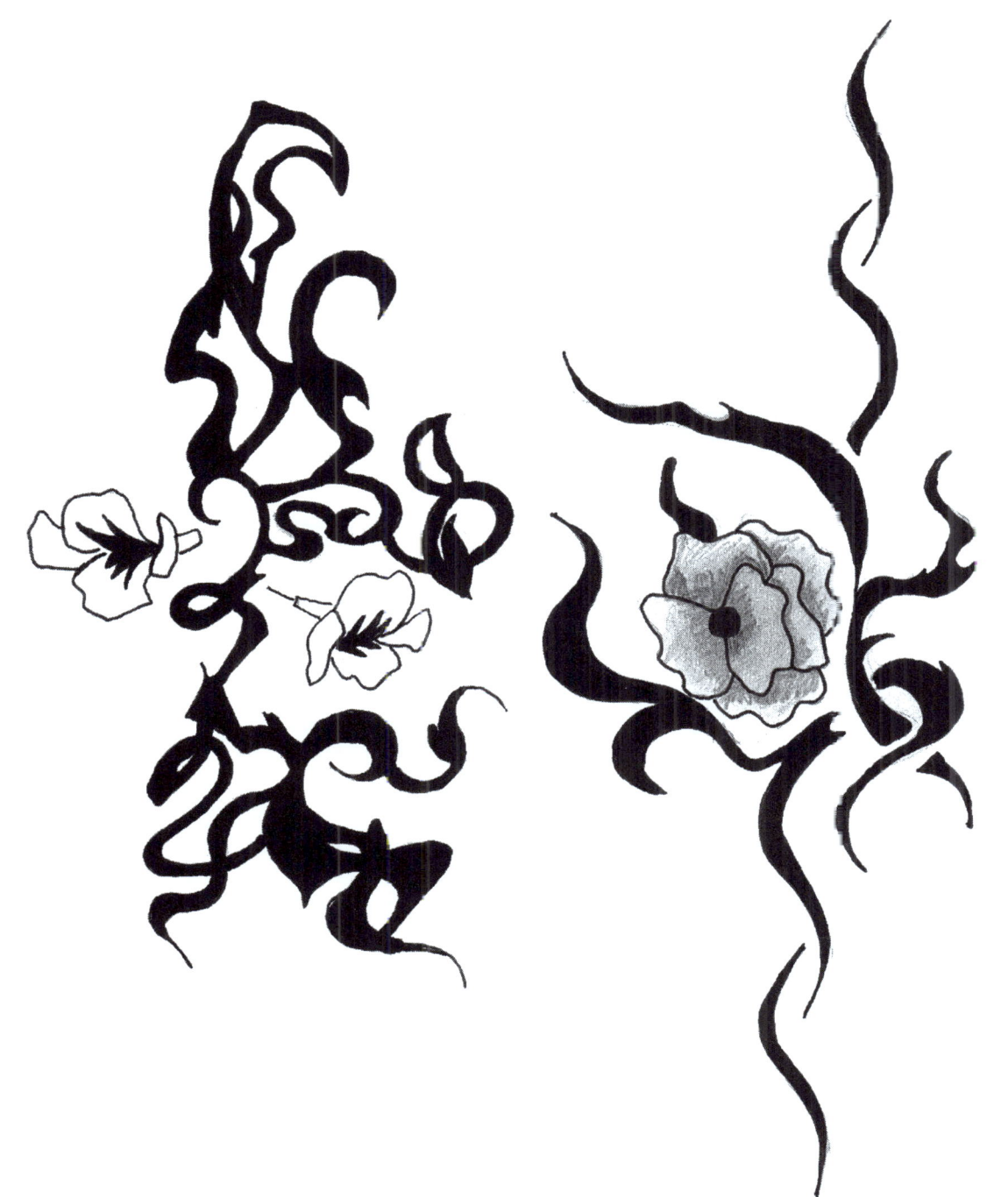

97

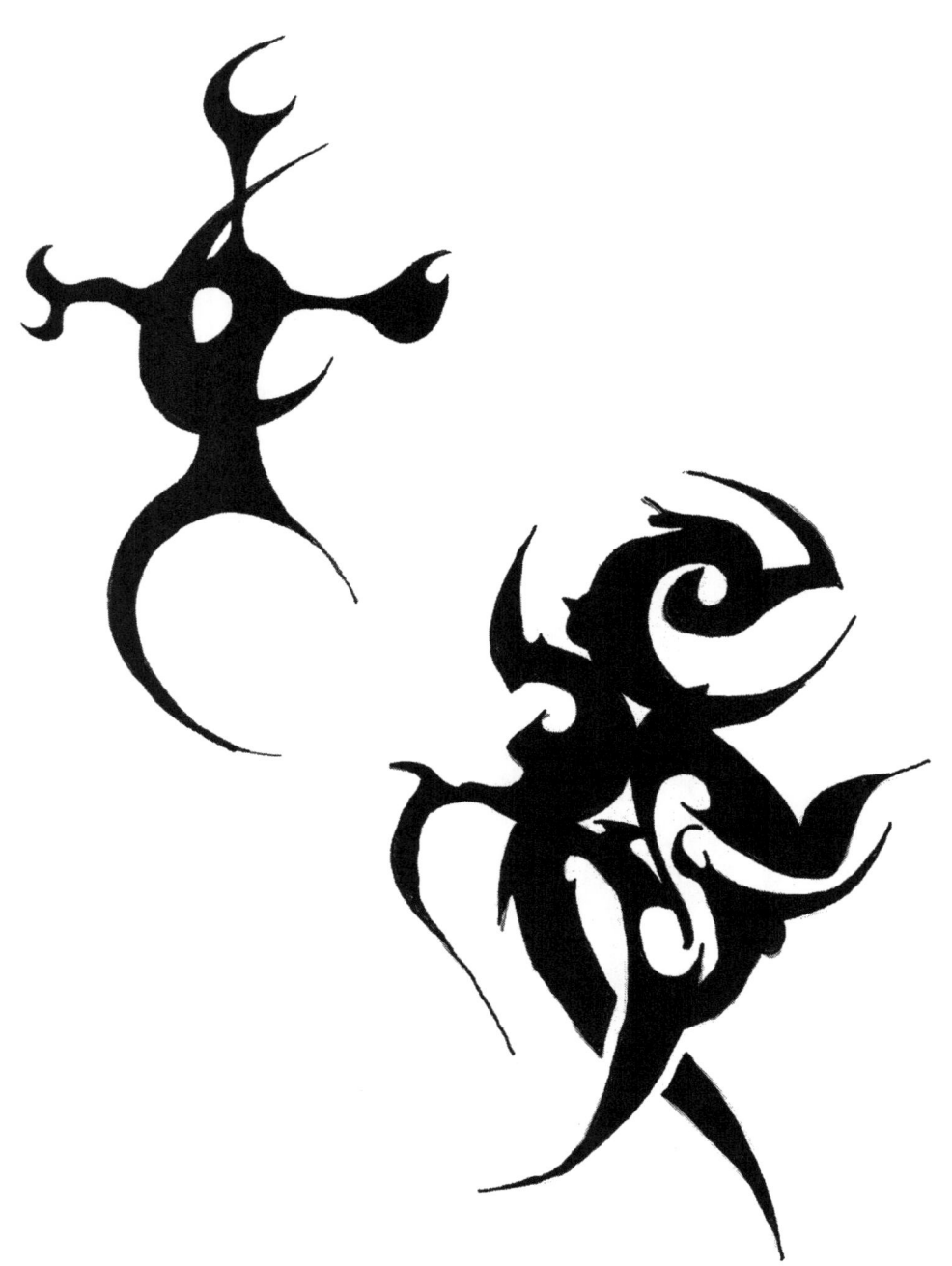

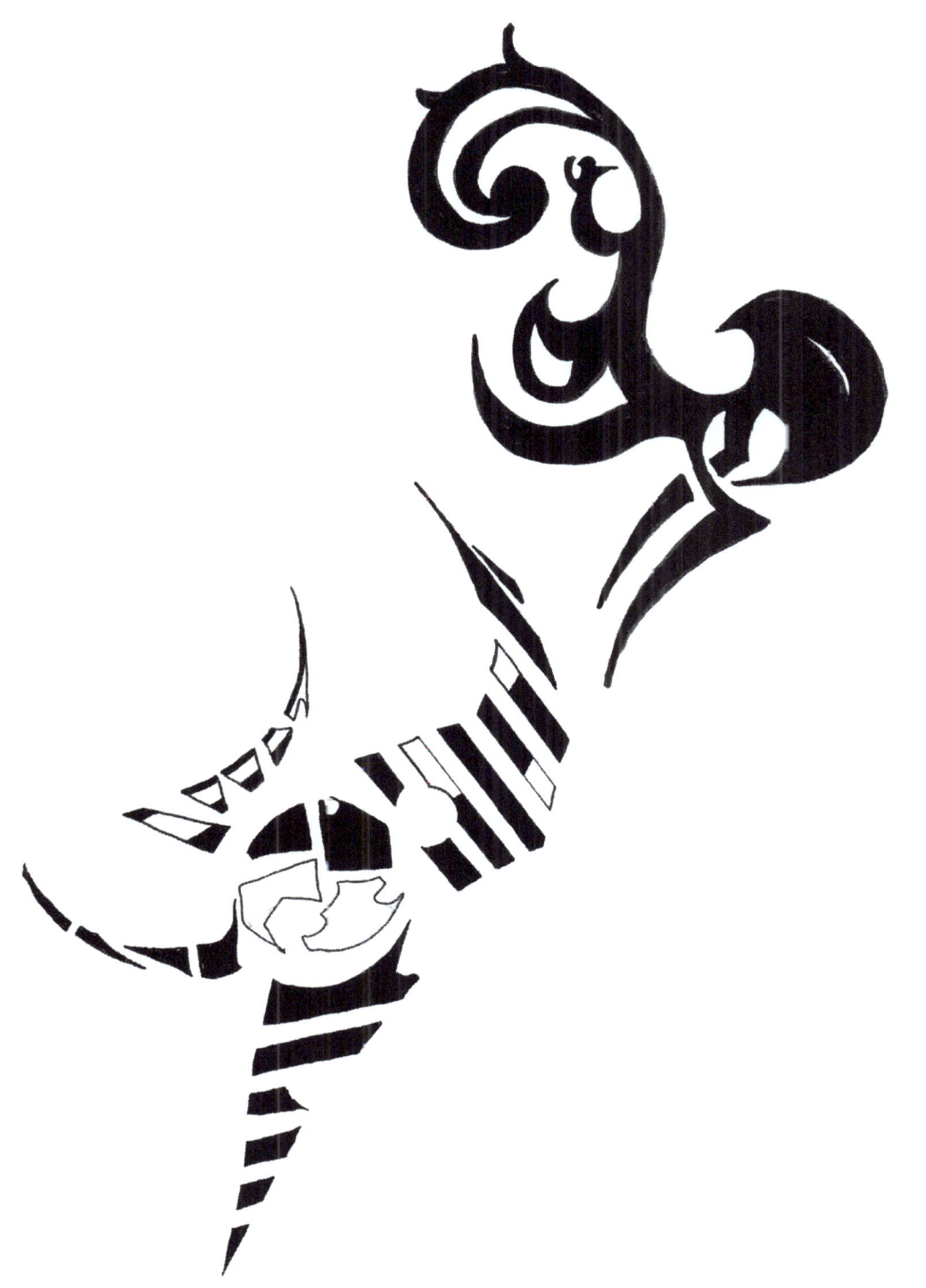

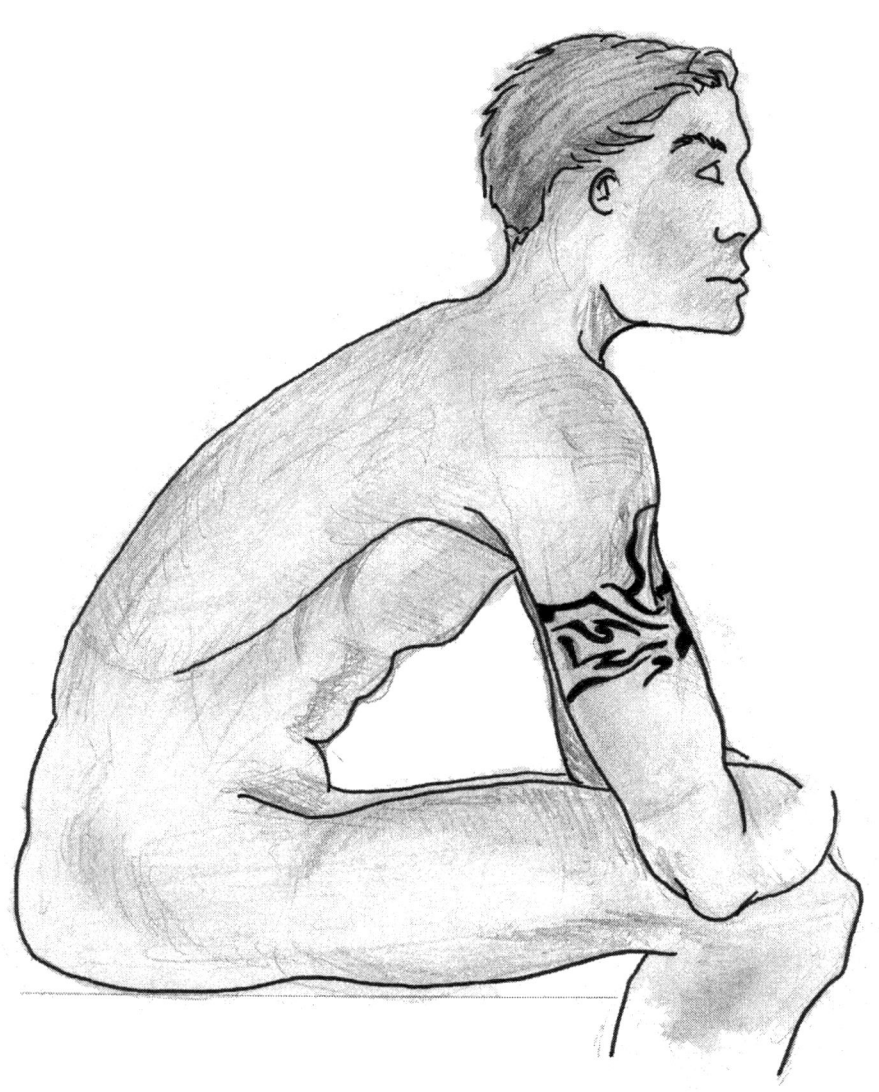

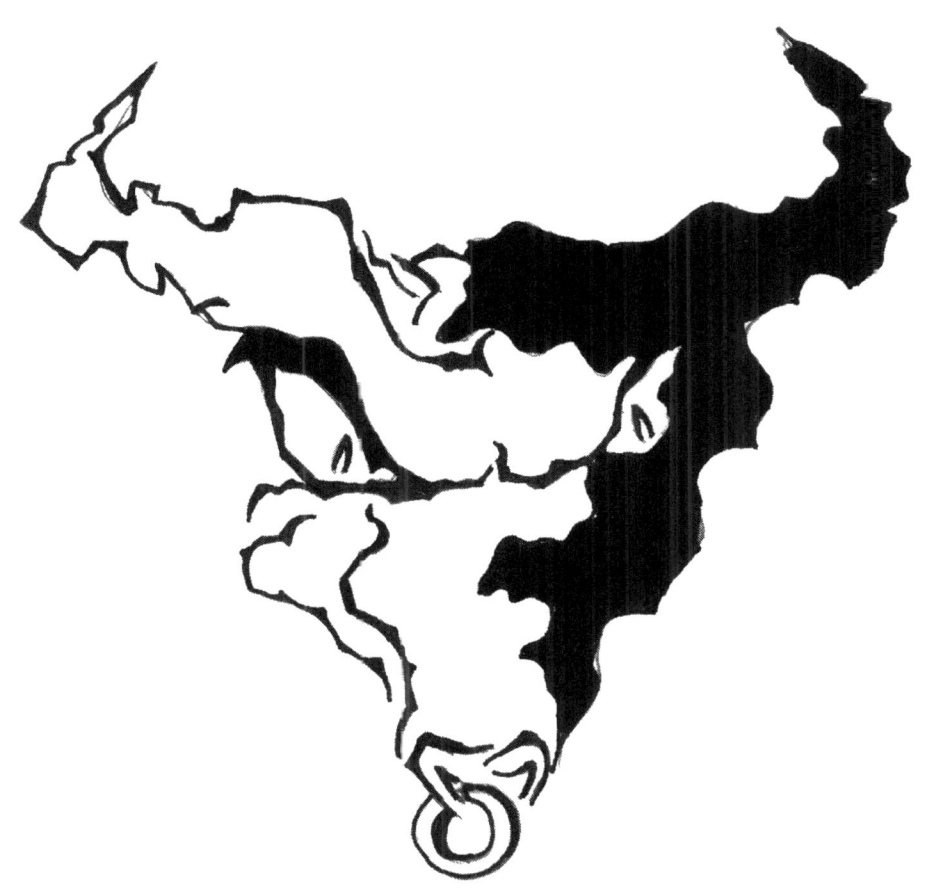